Volker Müller

Alternative Therapiekonzepte in der Sportmedizin

Volker Müller

Alternative Therapiekonzepte in der Sportmedizin

Bewährte
Behandlungsmethoden
aus 40 Jahren Praxis
für Freizeit- und
Leistungssportler

Unter Mitarbeit von
Andreas Köllner
Andreas Lührs
Florian Müller

Foitzick Verlag
Augsburg

Wichtige Hinweise: Der Autor hat große Sorgfalt auf die Angaben (insbesondere therapeutischen Angaben, Indikationen und Warnhinweise) verwendet. Dennoch entbindet dies den Anwender dieses Werkes nicht von der eigenen Verantwortung. Weder der Autor noch der Verlag können für eventuelle Nachteile und Schäden eine Haftung übernehmen, die aus den im Buch gemachten Hinweisen resultieren.

Geschützte Warennamen (Warenzeichen) werden nicht besonders kenntlich gemacht. Aus dem Fehlen eines solchen Hinweises kann nicht geschlossen werden, dass es sich um einen freien Warennamen handelt.

Bibliografische Information der Deutschen Nationalbibliothek

Die Deutsche Nationalbibliothek verzeichnet diese Publikation in der Deutschen Nationalbibliografie; detaillierte bibliografische Daten sind im Internet über <http://dnb.d-nb.de> abrufbar.

© 2008 Foitzick Verlag GmbH, Augsburg

Layout und Satz: Sibylle Schug, München
Umschlaggestaltung: Sibylle Schug, München
Druck und Bindung: Köppl und Schönfelder oHG, Stadtbergen
Titelabbildung: Isolde Wagner, München

Das Werk ist urheberrechtlich geschützt. Die dadurch begründeten Rechte, insbesondere der Übersetzung, des Nachdrucks, der Funksendung, der Wiedergabe auf fotomechanischem Weg und der Speicherung in Datenverarbeitungsanlagen, auch nur bei auszugsweiser Verwertung, bleiben vorbehalten.

ISBN 978-3-929338-33-1
1. Auflage 2008 Foitzick Verlag GmbH, Augsburg

Inhaltsverzeichnis

Geleitwort 9
Vorwort 11

Einleitung 13

Generelles zu Injektionen und der Manuellen Therapie
   Injektionen 19
   Manuelle Therapie 23

Bewegungsapparat
  Myofasziale Adhäsionen, Frakturen, Fibrosen
   Myofasziale Adhäsionen 29
   Frakturen 32
   Fibrosen 34
  Häufige Beschwerdebilder der Gelenke und Wirbelsäule
   Sprunggelenk 39
   Kniegelenk 51
   Hüftgelenk 63
   Wirbelsäule 75
   Ellbogen 84
   Handgelenk 92
   Schultergürtel 100
  Spezielle Krankheitsbilder und Funktionsstörungen
   Osteoporose und Sport 117
   Morbus Sudeck 121
   Fersensporn 122
   Achillessehnenbeschwerden 126
   Insertionstendopathie am Tuber ischiadicum 135
   Neuropathien der Beine 143

Immunsystem
Grundsätzliches zum Sport und dem Immunsystem 149
Infektanfälligkeit bei Sportlern 150
Regeneration nach Ausdauerwettkämpfen 154
Tonsillen 155
Das Pfeiffer-Drüsenfieber 157
Impfung 159

Atemwege
Sinubronchitis 164
Asthma bronchiale 169

Jugendliche Sportler
Morbus Osgood-Schlatter 177
Statische Fehlstellungen der Wirbelsäule 179

Trainings- und Verhaltensempfehlungen
Allgemeine Empfehlungen 185
Stretching 186
Muskelkater 193
Die richtige Sportart 194
Seniorensport 196
Psyche und Sport 198
Kurzer Abriss zur Trainingslehre 200

Nahrungsergänzung
Extrazelluläre Matrix 207
Augendiagnose und Ernährung 209

Eigenbluttherapie
Behandlung mit Eigenblut 215
Die Blutbeutel-Affäre von Salt Lake City 217

Anhang
Erstversorgung bei Sportverletzungen 225
Präparateverzeichnis 226
Adressen 251

Literaturverzeichnis 252
Abbildungsnachweis 253
Register 253
Der Autor 255

Geleitwort

Wie leicht, oder sollte ich eher fragen wie leichtfertig, darf man sich an ein Geleitwort wagen, ohne über genügend medizinische Vorkenntnisse zu verfügen, sowohl als Journalist als auch als Patient? Im Alltag trittst du in eine Praxis ein, schnappst das eine oder andere Krankheitsbild auf, kannst aber doch nichts damit anfangen. Oder weiß einer von uns, was Morbus-Osgood-Schlatter, was Tonsillen oder was myofasziale Adhäsionen sind? Wie also kann man in einem Geleitwort dem Autor auch nur einigermaßen gerecht werden? Respekt ist zuallererst gefordert. Denn das Thema ist, insgesamt betrachtet, viel zu komplex, als dass es mit leichter Feder umrissen und beschrieben werden könnte.

Kennen Sie einen Arzt oder Heilpraktiker, der seinen Patienten von vornherein Heilung garantiert? Wer oder was sind dann entscheidende Kriterien Helfenden gegenüber? Ist es die bloße Empfehlung durch einen Bekannten oder durch einen Sportler, dem Volker Müller mit einigen intensiven Behandlungen wieder auf seine Beine geholfen hat. Ist es die klare Vertrauen erweckende Stimme, mit der er seine Patienten erreicht oder ist es seine ausdrucksstarke geistige und physische Mobilität? Wohl beides. Nie habe ich seine Praxis verlassen ohne Worte der Zuversicht, ohne optimistischen Ausblick, selbst in manchmal ziemlich aussichtslos erscheinenden Situationen.

Kann denn eine Praxis, in der sein Sohn Florian seit Jahren maßgeblich mitwirkt, solch immensen Zulauf verkraften, ohne gelegentlich an den eigenen Möglichkeiten zu zweifeln? Volker Müller muss sich nicht selten dem Andrang hartnäckiger Patienten erwehren, sie entweder auf spätere Termine vertrösten oder an einen Kollegen überweisen.

Dieses Buch ist die Quintessenz aus über vierzig Jahren ganzheitlicher Arbeit in einer Praxis mit Schwerpunkt Sportmedizin – alternative Therapieformen sind, wie er betont, immer häufiger gefragt. Selbst ein Meister seines Fachs, wie Volker Müller, vergisst nicht, ausdrücklich auf seinen Mentor Wilhelm Lorenzen aus Kiel hinzuweisen. Nichts ist in Bezug auf

Vergangenes und Künftiges selbstverständlich. Und vergessen wir nicht: Der Patient sollte sich immer wieder einbringen in die Zusammenarbeit mit dem Behandler und nicht unterschätzen, wie wichtig der persönliche Dialog ist.

Abschließende Frage: Wem kann, wem sollte dieses Buch dienen, mit all den Bildern, den Erläuterungen und den ungezählten Hinweisen? In erster Linie seinen vielen Kollegen und naturheilkundlich tätigen Ärzten, aber ebenso allen, die der Beratung und der Hilfe bedürfen; für den Hobbysportler gilt dies ebenso wie für den Champion, für den Betagten genauso wie für den jugendlichen Sportler, und für all diejenigen, die in der gezielten Bewegung ihren Erfolg suchen.

Dem Werk Volker Müllers wünsche ich von ganzem Herzen die angestrebte Wirkung, die es verdient; und ihm selbst die anhaltende Kraft des gesegnet Mächtigen.

Harry Valérien
Berg, November 2007

Vorwort

Behandlungsmethoden aus der Komplementär- und Alternativmedizin sind nicht nur bei Sportlern wichtiger Bestandteil der medizinischen Betreuung. 75 % der Bevölkerung im deutschsprachigen Raum wenden sich der Naturheilkunde und alternativen Therapieformen zu. Sie sind weitestgehend frei von unerwünschten Nebenwirkungen und überbrücken therapeutische Lücken, die schulmedizinische Behandlungen nicht immer schließen können. Besonders jugendliche Patienten mit ihren vielfältigen wachstums- und entwicklungsbedingten sowie psychischen Beschwerden sprechen auf Phytotherapeutika und manuelle Therapieformen überzeugend an. Im Spitzensport und der ihn begleitenden immer länger werdenden Dopingliste gewinnen alternative und naturheilkundliche Therapiekonzepte vermehrt an Bedeutung.

Der Leistungssport kann durch Überlastung des Bewegungsapparates und des Immunsystems und exzessiv oder falsch dosiertem Training zu vorzeitigen Verschleißerscheinungen führen. Eine wichtige Aufgabe erfüllen wir, wenn wir die von uns betreuten Patienten möglichst beschwerdefrei durch ihre sportliche Karriere begleiten und sie nachher gesund der Gesellschaft wieder zurückgeben.

Ich habe mich bemüht, alle in diesem Buch beschriebenen Therapiekonzepte informativ und kurzweilig zu präsentieren. Die Injektionstechniken werden durch viele Abbildungen und Beschreibungen anschaulich erklärt. Dennoch sind selbstverständlich intensive, praktisch orientierte Fortbildungen unverzichtbar für eine erfolgreiche Injektionstherapie; dies gilt ebenso für die manuellen Behandlungstechniken.

Danken möchte ich meinem Verleger Herrn Andreas Beutel, der zum Gelingen dieses Buches maßgeblich beigetragen hat. Mein besonderer Dank gilt meiner Frau, die trotz schwerer Krankheit die Jahrzehnte während berufliche Belastung mitgetragen hat. Meinem Sohn Florian, der als Kollege und Praxispartner den häufig nicht einfachen Generationenwechsel zu einem Erlebnis aufgewertet hat, und meinem leider verstorbenen Mentor Wilhelm Lorenzen, Kiel. Er hat mich beruflich maßgeblich geprägt.

Und jetzt wünsche ich mir, dass Sie viele fachliche Anregungen mitnehmen und Ihnen viel Spaß beim Lesen.

Bayrischzell, im November 2007
Volker Müller

Einleitung

Dieses Buch ist die Quintessenz aus über 40 Jahren ganzheitlicher Arbeit in einer Praxis mit Schwerpunkt Sportmedizin. Das spiegelt auch der Aufbau des Buches wider. Die vielfältigen Beschwerden des Bewegungsapparates nehmen den größten Teil des Buches ein. Auch wenn sich die Empfehlungen an dem Sport treibenden Patienten orientieren, so sind Diagnose und Therapie selbstverständlich auf jeden Patienten übertragbar. Das gleiche gilt auch für alle anderen im Buch genannten Krankheitsbilder, zum Beispiel aus dem Bereich Immunsystem und Atemtrakt.

Durch die Konzentration auf die in der Praxis tatsächlich anzutreffenden Erkrankungen und Störungen ist das vorliegende Werk überschaubar und der Blick auf das Wesentliche wird dem Leser nicht verstellt. Im vorliegenden Buch kommt es mir besonders darauf an, die ganzheitliche Denkweise und Herangehensweise bei der Therapie zu vermitteln. Das Konzept steht im Vordergrund. So kann jeder Leser, auch wenn er die eine oder andere Behandlungsmethode in seiner Praxis nicht ausübt, davon profitieren.

Die von mir empfohlenen Injektionspräparate und oral zu applizierenden Therapeutika beschränken sich auf die in unserer Praxis verwendeten Medikamente und sind nur namentlich erwähnt. Die Zusammensetzung und sonstige Hinweise sollten dem Beipackzettel bzw. den Informationen im Anhang (s. S. 226) entnommen werden.

Die Injektionstechniken nehmen einen besonderen Stellenwert im Buch ein, sind sie doch ein wesentlicher Bestandteil der in unserer Praxis durchgeführten Behandlungsmethoden. Wichtig ist, dass die Injektionen nicht isoliert gesehen werden dürfen, sondern Ihre Wirkung erst dann voll entfalten können, wenn sie Teil eines ganzheitlichen Behandlungskonzeptes sind. Dieses Behandlungskonzept besteht aus vier therapeutischen Säulen: Manuelle Therapie, Injektionstechniken, naturheilkundliche Rezepturen und nicht zuletzt auf den Patienten zugeschnittene Verhaltensempfehlungen.

Im Folgenden wird dargestellt, was bei Injektionen im Rahmen der Sportmedizin allgemein zu beachten ist und für den Erfolg der Injektionstherapie unverzichtbar ist. Die einzelnen Techniken werden dann im jeweiligen Kapitel genau in Wort und Bild beschrieben.

Generelles zu Injektionen und der Manuellen Therapie

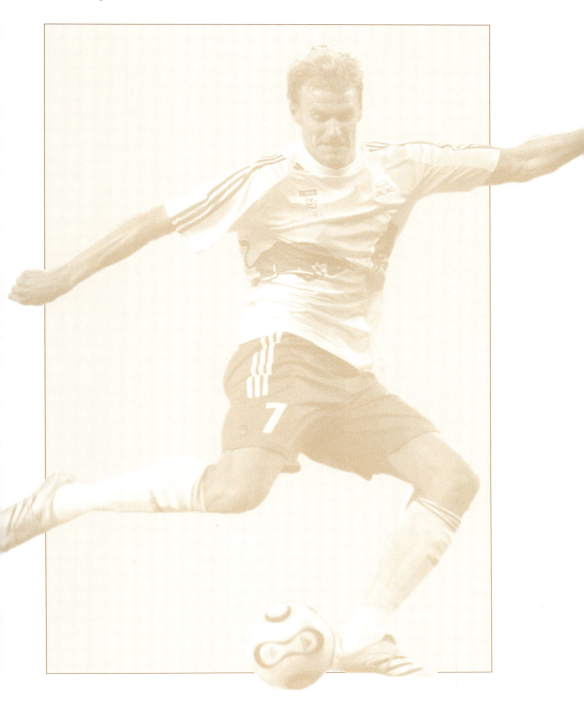

Injektionen

Die herkömmliche Meinung, bei einer Injektion werde mittels eines Nadelstichs lediglich ein bestimmter Wirkstoff in den Körper transportiert, wird den vielfältigen therapeutischen Möglichkeiten einer Injektion nur sehr begrenzt gerecht.

Verschiedene Injektionstechniken ermöglichen es uns, Wirkstoffe am Ort der Läsion oder des Herdgeschehens zu platzieren und zugleich Weichteilverklebungen zu lösen, die häufig für die Schmerzsymptomatik verantwortlich sein können.

Mit dem Hintergrundwissen, dass oft Sehnenvernarbungen (Tendopathien) und myofasziale Adhäsionen nach Frakturen und gelenknahen Verletzungen des Kapsel-Band-Apparates für hartnäckige Schmerzen und Bewegungseinschränkungen verantwortlich sind, sind richtig platzierte Injektionen bei diesen Beschwerdebildern besonders effektiv.

Gleiches gilt für die Behandlung von Stirn- und Nebenhöhlen sowie Erkrankungen des Bronchialtraktes. Die an Triggerpunkte injizierten Wirkstoffe sind der oralen Therapie häufig weit überlegen.

Folgende Injektionspräparate haben sich in unserer Praxis bestens bewährt:
- Präparate aus der Phytotherapie
- Präparate aus der Komplexhomöopathie
- Präparate aus der Neuraltherapie
- rechtsdrehende Milchsäure (z.B. Lactopurum)
- Kochsalzlösung
- Ozoninjektionen in niedriger Konzentration
  Die Wirkung des Ozons regt nicht nur die Mikrozirkulation und dadurch den Heilungsprozess an, sondern dilatiert das Gewebe durch den mechanischen Effekt und löst dadurch Verklebungen.

Bei diesen Injektionstechniken hat sich die Beigabe von 1 ml 1%igem Procain oder Lidocain seit Jahrzehnten bestens bewährt. Zum einen sind die Injektionen dadurch weitgehend schmerzlos. Zum anderen kann man durch die anästhesierende Wirkung bei einem anschließenden Funktions- und Belastungstest gleich kontrollieren, ob man die Injektion richtig platziert hat, weil sich sofort eine Verbesserung der Bewegungseinschränkung und eine Abnahme der Schmerzsymptomatik nachweisen lässt.

Als Alternative zu Procain und Lidocain haben sich folgende Präparate bewährt: aconitrop, Rufebran neuro, BN dolo, Injectio antineuralgica Fides und Lactopurum.

Überblick der im Buch vorgestellten Injektionstechniken

Die Kombination der empfohlenen Injektionspräparate ist individuell abhängig vom Grad der Verletzung und der Reaktionslage des Patienten.

- Epicondylitis humeri radialis = Tennisarm
  Epicondylitis humeri ulnaris = Golferarm
  Siehe Seite 86 – 89

- Schultergelenk: an die Fascien der Bizepssehnen; in den subakromialen Raum; von dorsal teres minor und infraspinatus an das Akromeoklavikulargelenk (AC-Gelenk)
  Siehe Seite 107 – 115

- Hüftgelenk: M. glutaeus medius, M. tensor fasciae latae, Adduktoren, M. piriformis
  Siehe Seite 66 – 70

- Tuber ischiadicum (Sitzbein): Ansatz M. biceps femoris + M. semitendinosus
  Siehe Seite 138 und 139

- Kniegelenk: an die Patellaspitze; Tuberositas tibiae (Morbus Schlatter), Pes anserinus, Vastus lateralis Sehne, Bursa präpatellaris
  Siehe Seite 54 – 56

- Hamstrings: Oberschenkel dorsal
  Siehe Seite 141

- Sprunggelenk: nach fibularer Kapselbandläsion; lateral + ventral (Ozon)
  Siehe Seite 44 – 49

- Handgelenk: nach Distorsionen oder gelenknahen Frakturen ans Capitulum ulnae, Discus triangularis
  Siehe Seite 96 – 99

- Fibrosen: posttraumatische Hämatome, die nicht verstoffwechselt werden und zum Teil erst nach Monaten fibrosieren
  Siehe Seite 36

- Achillessehne: Injektion ins Gleitgewebe
  Siehe Seite 130

- Triggerpunkte Gesicht, s. Seite 170 und Brust, s. Seite 166 und 167

Schmerzhafte Reaktionen nach Injektionen

Schmerzhafte Reaktionen nach Injektionen können vorkommen und sollten nach spätestens 2 – 3 Tagen abgeklungen sein. Verantwortlich für diese Reaktionen sind meist:
- vernarbte Gewebsstrukturen, in die mit hohem Stempeldruck injiziert wird
- die zu schnelle Durchführung von Injektionen
- Injektionen in entzündete Weichteilstrukturen
- zu frühe Aktivität des Patienten nach erfolgten Injektionen

Injektionen in Vernarbungen und Gewebsstrukturen mit hohem Tonus sollten stets langsam durchgeführt werden, damit das Gewebe nicht zusätzlich gestresst wird und sich das Injektionspräparat besser verteilen kann.

Akute oder chronische Entzündungen in Gelenknähe, von Kapsel-Band-Strukturen oder in der Muskulatur sollten stets nur umflutet werden, wobei hier ergänzende Lymphdrainagen besonders wirkungsvoll sind.

Nach allen mit Injektionen behandelten Gelenk- und Muskelverletzungen ist es sinnvoll, dem Patienten zu empfehlen, die behandelten Strukturen 1 – 2 Tage nicht zu belasten.

Injektionen mit Ozon

Ozoninjektionen bei akuten, chronischen und schmerzhaften Gelenkerkrankungen stellen eine alternative Behandlungsmethode dar, mit der eine schnelle Schmerzlinderung, Abschwellung, Ergussrückbildung und Steigerung der Beweglichkeit erreicht werden kann.

Indikation

Die Ozontherapie ist sowohl bei chronischen als auch bei akuten Gelenkbeschwerden oder Weichteilverletzungen indiziert. Besonders erfolgreich setzen wir sie bei Insertionstendopathien, also Sehnenentzündungen oder Verklebungen, myofaszialen Adhäsionen, aber auch sehr wirkungsvoll bei degenerativen Gelenkerkrankungen ein.

Weitere Indikationen sind: Weichteilvernarbungen nach rezidivierenden Muskelfaserläsionen, Muskelrupturen, posttraumatische oder stoffwechselbedingte Fibrosen und Arthrofibrosen, die sich durch diese Therapieform besonders gut behandeln lassen.

Bei diesen Indikationen hat sich eine ergänzende manuelle sowie eine Entgiftungs- und Entschlackungstherapie bestens bewährt.

In diesem Buch werden die oben erwähnten Indikationen beschrieben. Die Behandlung von externen Ulzera, Hautläsionen, zerebralen Durchblutungsstörungen, Skeletterkrankungen, virusbedingten Erkrankungen und Tumorerkrankungen mit Ozon sowie die Ozontherapie in der Zahnmedizin ist der weiterführenden Literatur (s. S. 252) zu entnehmen.

Technik

An den Ort der Läsion wird eines der Präparate injiziert, die wir bei degenerativen Gelenkerkrankungen, Tendopathien oder Weichteilverletzungen einsetzen und anschließend bei liegender Injektionsnadel je nach Bedarf 20 – 30 ml Ozon-Sauerstoff-Gemisch geflutet.

Da das im Zielgebiet injizierte Ozon-Sauerstoff-Gemisch Raum beansprucht, sollte man bei massiven Adhäsionen langsam injizieren, damit es sich weitgehend schmerzfrei im Gewebe verteilen kann.

Die *Konzentration* des Ozons ist abhängig von der Läsion und dem Widerstand des Gewebes, in das injiziert wird. Dabei gilt die Empfehlung: Je höher der Tonus des Gewebes, desto niedriger sollte die gewählte Ozonkonzentration sein. Wir wählen hier prinzipiell niedrige Konzentrationen zwischen

7 und 15 γ. Da neben der entzündungshemmenden und durchblutungsfördernden Wirkung des Ozons auch häufig ein mechanischer Effekt erreicht wird, indem man verklebtes Gewebe löst, wird die Wirkung der Ozoninjektion optimiert. Die bakterizide Wirkung des Ozons ist immer ein erwünschter Nebeneffekt.

Die *Behandlungsintervalle* sind abhängig von der Indikation und Schmerzsymptomatik individuell zu gestalten und sind von 3-mal wöchentlich bei akuten Verletzungen bis 1-mal monatlich bei chronischen Erkrankungen anzuwenden.

Zusammenfassend lässt sich feststellen: Die mittels Injektionen durchgeführte Ozontherapie bereichert unser Behandlungsspektrum erheblich und ist seit Jahrzehnten eine unverzichtbare therapeutische Säule, bei geringstem Risiko für den Patienten.

Manuelle Therapie

Manuelle Therapieformen sind bei der Behandlung von Sportverletzungen verschiedenster Genese nicht mehr wegzudenken und sind in unserer Praxis ein unverzichtbarer Eckpfeiler unserer Behandlungsstrategien. Eine fast unüberschaubare Palette von manuellen Techniken und dazugehörigen Behandlungsphilosophien mit immer neuen Erkenntnissen stehen uns zur Verfügung.

Der Erfolg dieser manuellen Behandlungstechniken hängt nicht zuletzt von der richtigen Dosierung ab, die zu finden häufig jahrelange Erfahrung und viel manuelles Geschick erfordert. Ein Patient empfindet bei einem manuellen Reiz ein Höchstmaß an Wohlbefinden, ein anderer kollabiert bei der gleichen Dosierung, weil der Behandlungsschmerz unerträglich scheint. Hier sind Statistiken weitgehend unbrauchbar, weil die Dosierung und Art der Therapie von der individuellen Reaktionslage abhängen.

Chiropraktische Manipulationen nach Ackermann, Peper, Lorenzen sowie Atlas-Axis-Techniken, die besonders häufig bei jugendlichen Patienten indiziert sind, sind ein fester Bestandteil unserer Therapie.

Folgende Weichteiltechniken gehören ebenfalls zu unserem Therapiekonzept: Osteopathie, Lymphdrainagen, Querfriktionen, Bindegewebstechniken und Nervenpunktmassagen.

Genügend Literatur bietet sich den interessierten Kollegen an, um sich in jede einzelne Technik zu vertiefen (s. Literaturverzeichnis auf Seite 252).

Chiropraktik und Osteopathie lege artis
Das Beherrschen von exakt ausgeführten chiropraktischen Eingriffen muss mit genauesten Kenntnissen der Anatomie und Pathologie gekoppelt sein. Vor einem manipulativen Eingriff stehen die gewissenhafte Anamnese und der Ausschluss kontraindizierter Erkrankungen. Tests und Untersuchungsmethoden müssen gegebenenfalls mit bildgebenden Verfahren ergänzt werden.

Absolute Kontraindikationen:
- fortgeschrittene Osteoporose oder bei anderen gravierenden pathomorphologischen Veränderungen (Osteogenesis imperfecta, Osteodystrophia deformans, Osteodystrophia fibrosa generalisata, Osteomalazie, Tbc)
- blockierungsbedingte, hochakute Schmerzsyndrome mit reflektorischer Voll-Verspannung; keine schmerzfreie Bewegungsrichtung; Wurzelkompressionssyndrome mit dieser Symptomatik
- so genannte „feuchte Blockierung" (Synovitis) im Zuge fieberhafter oder entzündlich-rheumatischer Zustände
- knöcherne Stenosen im Wirbelkanal
- Wirbelfrakturen
- Metastasen
- Erkrankungen oder Anomalien der Arteria vertebralis (bei Eingriffen an der Halswirbelsäule)

Relative Kontraindikationen:
- Beim Schleudertrauma der Halswirbelsäule sind Zerrungen und Mikrotraumatisierungen der Weichteilstrukturen häufig verantwortlich für Schmerzen und Bewegungseinschränkungen. Diese Symptome verstärken sich oft in den ersten Tagen und sollten in dieser Zeit nicht durch eine chiropraktische Manipulation aktiviert werden.
- ligamentäre Reizzustände
- Diskusprolaps und -hernie

- alle mit Hypermobilität bzw. Instabilität einhergehende Schmerzsyndrome

Bewegungsapparat

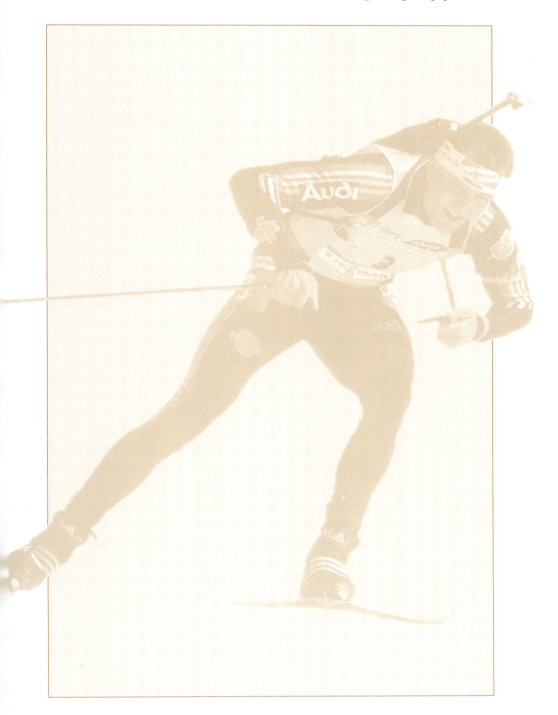

Myofasziale Adhäsionen, Frakturen und Fibrosen

Myofasziale Adhäsionen

Funktion und Dysfunktion von Faszien sind nicht nur in der orthopädischen, sondern erstaunlicherweise auch immer noch in der sportmedizinischen Diagnostik und Therapie unterrepräsentiert.

Faszien überspannen segmentale Zuordnungen und anatomische Gesetzmäßigkeiten und fungieren als:
- Energieüberträger
- Funktionsüberträger
- Schmerzüberträger

Faszien, aber auch andere Gewebsstrukturen, besitzen eine Art Gedächtnis und speichern ihre Dysfunktionsposition, wenn sie nicht korrigiert werden. Myofasziale Adhäsionen (Verklebungen) sind häufig verantwortlich für die schlechte Dehnbarkeit eines Muskels oder für Funktionsstörungen an verschiedensten Gelenken.

Diagnostik

Myofasziale Adhäsionen sind radiologisch (Röntgen, MRT) kaum dokumentierbar. Palpations- und Funktionstest im Seitenvergleich sind unverzichtbar, erfordern aber manuelles Geschick und viel Routine.

Therapie

Die nachfolgend dargestellte Behandlung erfolgt 2- bis 3-mal wöchentlich, abhängig vom Ansprechen auf die Therapie. Bei manchen Patienten bereits deutlicher Erfolg nach einer Behandlung, bei chronischen myofaszialen Adhäsionen 5–8 Behandlungen.

- **Manuelle Therapie**
  Die besten manuellen Techniken sind die, die der Reaktionslage des Gewebes entsprechen. Welche Technik auch immer zur Anwendung kommt, die Dosierung ist wichtig. Der Therapeut muss seine Arbeit der Schmerztoleranz des Patienten und der individuellen Reaktion des Gewebes anpassen. Statistiken über den Effekt verschiedener Therapieformen zu erstellen ist schwierig bis sinnlos, da jeder Patient unterschiedlich reagiert.
  - Faszientherapie nach Stephen Typaldos
  - Friktionen
  - Mobilisierung der benachbarten Gelenke
  - im zugeordneten Segment eventuell vorhandene Wirbelfehlstellungen chiropraktisch korrigieren

Vakuumbehandlungen (u.a. Schröpfmassage)

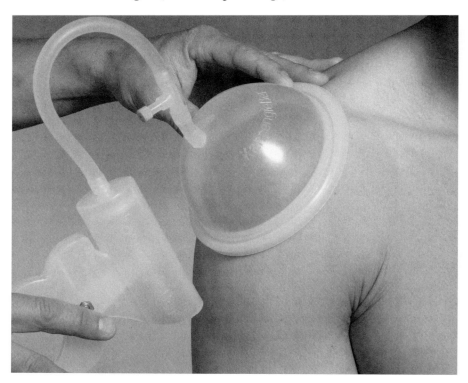

Injektionen
Mischung aus z.B. Hewetraumen und Lactopurum;
→ die Beimengung von 1 ml 1%igem Lidocain oder Procain hat sich bestens bewährt
→ bei liegender Nadel anschließend 7 γ O_3
Injektionen müssen immer im Bereich der zu behandelnden Faszienläsion in sehr spitzem Winkel platziert werden.

Cave: Am Tag der Behandlung und am Tag danach möglichst keine Belastung der therapierten Weichteilstrukturen!

Hausaufgabe für den Patienten:
Dehnen in Eigenbehandlung. Einfache manuelle Techniken sollten, wenn möglich, vom Patienten täglich selbst durchgeführt werden. Der Behandler muss dem Patienten die Durchführung genau zeigen. Empfohlene Dehnübungen sind erst nach Lösen der Faszienverklebungen effektiv.
Eine wichtige ergänzende Empfehlung für den Patienten ist es, während der Therapie ausreichend zu trinken und mit verschiedenen phytotherapeutischen Rezepturen die Funktion der wichtigsten Entgiftungsorgane und den Stoffwechsel anzuregen. Zum Beispiel:
1 Liter Wasser (z.B. Volvic) + 100 Tr. Lactopurum + 100 Tr. Solidagoren
oder
Stoffwechseltee Fa. Hewert (oder von Infirmarius Rovit) + Girheulit + Derivatio

Vakuumbehandlung der Schulter
Diese Vakuumpumpe passt sich flexibel anatomischen Strukturen an und lässt sich bei myofaszialen Adhäsionen und gelenknahen Sehnen- und Kapselverklebungen wirkungsvoll einsetzen.

Frakturen

Gelenknahe Frakturen – besonders des Sprunggelenks, der Handwurzelgelenke oder des Schultergelenks – hinterlassen häufig begleitende Weichteilverletzungen im Kapsel-Band-Apparat des benachbarten Gelenks in Form von Zerrungen und Rissen. Insbesondere Einblutungen, die später zu Fibrosen führen können, verursachen während der Rehabilitation mehr Beschwerden als die Fraktur selbst.

Häufig werden begleitend verletzt:
- Kapsel-Band-Strukturen
- Sehnen und Faszien
- Muskeln
- Nerven
- Blutgefäße

Therapie

Abschwellende und entzündungshemmende Maßnahmen
Zur Behandlung der begleitenden schmerzhaften Weichteilverletzungen und Hämatome nach Frakturen haben sich in unserer Praxis folgende Maßnahmen bewährt:
- als Sofortmaßnahme Arnika C 30 Globuli
  oder Arnica Hevert Complex, 6 x 1 Tbl.
- Phlogenzym 3 x 2 Tbl. oder Traumanase forte 3 x 2 Tbl. oder Bromelain-POS 3 x 2 Tbl → entzündungshemmend
- Reparil 3 x 1 Drg. (Wirkstoff Aescin) → abschwellend
- Salben
  z.B. Traumaplant Salbe oder NeproSport blau Gel, Traumeel Salbe, Kytta-Salbe oder Kytta-Plasma
  Wirkstoffe, die zur Anwendung kommen können und in den empfohlenen Salben enthalten sind: Arnika, Aesculus, Symphytum, Hamamelis, Calendula
- Lymphdrainage

Ein großer Vorteil der leichten und abnehmbaren Plastikschienen besteht darin, dass man die oben erwähnten Weichteilverletzungen bereits sehr früh abschwellend und entzündungshemmend therapieren kann.

Hausaufgabe für den Patienten: Quarkumschläge, täglich durchzuführen; nach ca. 20 Min. entfernen, sollen nicht austrocknen (feuchte Kammer)

Förderung der Kallusbildung
Zur Förderung der Kallusbildung sind verschiedene Präparate aus der Phytopharmakologie ausgesprochen wirkungsvoll. Für den Erhalt der Knochenelastizität benötigt dieser nicht nur Kalk, sondern auch Mineralstoffe, wie z.B. Kieselsäure (Silicea) und Magnesium. Hier haben sich folgende Präparate bewährt:
- aar os; 3 x 2 Tbl. (Wirkstoff Putamen)
- homöopathisches Komplexmittel Steirocall
- Chirofossat N

Die Wirkung dieser Präparate kann durch eine ergänzende Magnetfeldtherapie noch verstärkt werden.

Einige Präparate sind auch als Injektionspräparate erhältlich. Diese sollten im Segment oder nahe der Fraktur injiziert werden. Bei Injektionen um die Bruchstelle ist zu beachten: Nicht in den entzündlich veränderten Bereich injizieren!

Implantate
Implantate sind bei komplizierten Frakturen unverzichtbar, um die Bruchstelle zu fixieren und die Statik wiederherzustellen, können aber zu Entkalkungen im Bereich des Knochens führen. Wenn dies der Fall ist, sollten die Implantate vorzeitig entfernt werden. Eine pauschale Beurteilung darüber, ob das Implantat entfernt werden muss oder nicht, ist nicht möglich und hängt auch vom Alter des Patienten ab. Entscheidend ist, dass es vom Körper gut toleriert wird und im Bereich der operativen Zone keine entkalkten Strukturen auftreten.

Marknagelung bei Röhrenknochen
Eine Marknagelung, zum Beispiel des Schienbeins, erspart dem Patienten

wochenlanges liegen. Es zeigt sich im Röntgenbild aber immer wieder, dass sich die Kalluswolke infolge der Marknagelung von der Bruchstelle entfernen kann. Auch hier ist es geboten, den Nagel rechtzeitig zu entfernen, um die Kallusbildung nicht zu stören.

Fibrosen

Fibrosen entstehen zumeist nach stumpfen Traumen durch Einblutungen in Kapsel- oder Sehnenstrukturen. Diese Hämatome werden nicht mehr verstoffwechselt und beginnen nach unterschiedlich langer Zeit – bis zu zwei Jahren und länger – sich zu verhärten, zu vernarben, zu verkalken und damit zu schmerzen.

Bevorzugte Stellen:
- Os sacrum und Iliosakralgelenke
- Sitzbein (Tuber ischiadicum)
- Trochanter major (dorsaler Bereich)
- Patella

Nicht selten sind auch postoperative Fibrosen für Bewegungseinschränkungen und hartnäckige diffuse Beschwerden in Gelenknähe verantwortlich. Es gibt Fibrosen nach operativen Eingriffen in Gelenknähe, die durch postoperative Nachblutungen allmählich entstehen. Immer wieder lässt sich beobachten, dass diese Fibrosen übersehen werden und die Indikation zu einem zweiten chirurgischen Eingriff voreilig gestellt wird.

Langanhaltende, häufig therapieresistente Schmerzen nach Frakturen eines Lendenwirbelkörpers werden nicht selten durch Fibrosen im Bereich des Os sacrum und der Spina iliaca posterior superior ausgelöst, die durch Sturz und Einblutung entstanden sind. Drückt jetzt noch ein verordnetes Korsett auf diese schmerzhaften Strukturen, bleibt der Patient schmerzgeplagt, trotz mehrfach radiologisch bestätigter guter Frakturheilung.

Fibrosen am Sprunggelenk – häufig nach rezidivierenden Supinationstraumen oder gelenknahen Frakturen – sind häufig hauptverantwortlich für scheinbar therapieresistente Schmerzen in diesem Bereich.

Diagnostik

Palpation
Palpation immer im Seitenvergleich:
- Zu achten ist auf eine Verdickung und verschiedengradige Verhärtung der betroffenen Strukturen.
- Tastbefunde sind immer schmerzhaft (Seitenvergleich).
- Bei tiefer liegenden Fibrosen erhöht sich der Tonus der umgebenden Muskulatur.
- Oberflächliche Fibrosen, z.B. im Bereich der Patella oder des Os sacrum, sind relativ leicht zu tasten.

Anamnese
Anamnestisch können sich Patienten erst nach mehrmaligem Nachfragen an einen Sturz erinnern, da dieser lange zurückliegen kann. Es kommt auch vor, dass Fibrosen keine oder kaum Beschwerden auslösen.

Therapie

Durch die lokale Therapie der Fibrose (manuelle Therapie, Injektionstherapie, etc.) werden auch Stoffwechselrestprodukte gelöst, die wirkungsvoll ausgeschwemmt werden müssen. Eine adäquate Entgiftungstherapie ist hier unverzichtbar.

1. manuelle Therapie
2. Schröpfmassage
3. Injektionstherapie mit:
    - Lactopurum, Hewetraumen, aconitrop, Traumeel
      z.B. eine Mischung aus Lactopurum und Hewetraumen und aconitrop
      oder alternativ
      Lactopurum und Traumeel und aconitrop
    - anschließend Injektion mit Ozon
4. Entgiftungstherapie
    während der Entgiftungstherapie viel trinken, am besten natriumarmes Wasser;
    - z.B. Entgiftungstherapie der Firma Phönix

36 Myofasziale Adhäsionen, Frakturen und Fibrosen

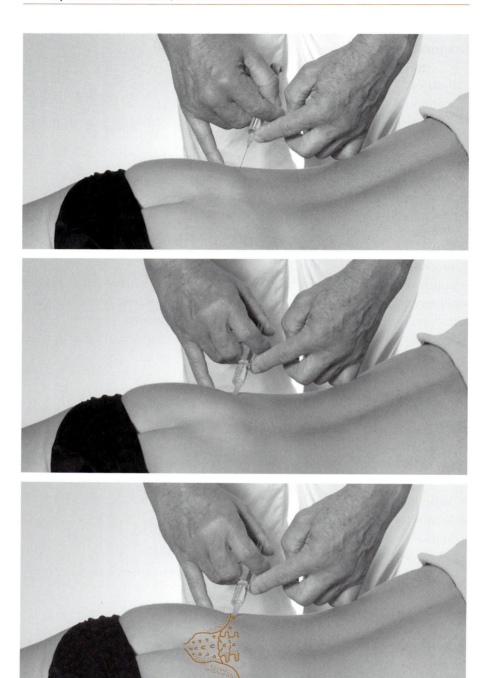

oder
- Lactopurum, 3 x 20 Tr.
oder
- Colchicum comp. Gelenk- und Rheumatropfen, 3 x 20 Tr.

Aus der Praxis

■ Einer der bekanntesten und erfolgreichsten norwegischen Skilangläufer stürzte während des Sommertrainings auf den Rücken und litt seither an therapieresistenten Schmerzen im Bereich der Lendenwirbelsäule, die in das rechte Bein ausstrahlten. Als wegen einer mittels Kernspintomographie diagnostizierten Bandscheibenprotrusion L5/S1 die Indikation zu einer Operation gestellt wurde, kam der Patient in unsere Praxis.

Durch den Sturz war eine Fibrose im Bereich des rechten Iliosakralgelenks und der in diesem Bereich ansetzenden Glutäalmuskulatur entstanden, die verantwortlich war für die Schmerzsymptomatik. Sowohl unsere Diagnose Fibrose als Ursache für die therapieresistenten Schmerzen als auch die erfolgreiche Therapie löste in der norwegischen Presse und bei norwegischen Medizinern angeregte Diskussionen aus, da die von uns gestellte Diagnose und Therapieansätze dort weitestgehend unbekannt sind. ■

■ Ein deutscher Weltklasseathlet (Gesamtweltcup-Sieger) konnte nach einem Tritt auf das Knie beim Fußballspielen monatelang nicht mehr schmerzfrei trainieren. Röntgen und MRT waren ohne Befund. Sportmedizinisch war der Patient „austherapiert".

Unsere Diagnose lautete: Fibrose und Periostose am proximalen Patellarand. Die Diagnose erfolgte durch exakte Palpation des proximalen Patellarandes (Seitenvergleich) und Funktionstest (s. Seite 51, Treppensteigen).

Injektion an die Spina iliaca posterior superior
Nadellänge: 0,50 x 40 mm oder 0,60 x 60 mm
Injektionstechnik: Patient in Bauchlage oder im Sitzen. Proximal des Palpationsschmerzes nach caudal medial. Im Zielgebiet fühlt man, wie die Injektionsnadel mit einem leichten Schmerz eine Membran durchdringt.
Empfohlene Injektionspräparate: z.B. Lactopurum, Traumeel, Panalgan, aconitrop

Dadurch war die Kraftübertragung der dort ansetzenden Muskulatur und Faszien nicht mehr gewährleistet und verursachte Schmerzen, die sein Trainingspensum erheblich beeinträchtigten.

Die richtige Diagnose und daraus abgeleitete effektive Therapie brachten ihn nach einigen Behandlungen in die Erfolgsspur zurück. ∎

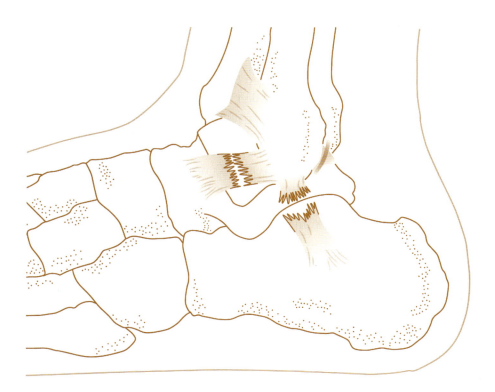

Sprunggelenk
Darstellung der fibularen Bandstrukturen, die bei Supinationstraumen des Sprunggelenks häufig verletzt werden. In den meisten Fällen ist der Riss inkomplett und darf keinesfalls durch diagnostischen Stress noch zusätzlich geschädigt werden (siehe Seite 41, Gehaltene Röntgenaufnahmen)

Häufige Beschwerdebilder der Gelenke und der Wirbelsäule

Sprunggelenk

Sprunggelenksverletzungen können bei fast allen Sportarten auftreten und spielen sich zu circa 90 Prozent im fibularen Kapsel-Band-Apparat ab. Bei Sportarten wie z.B. Basketball ist die Aufmerksamkeit der Spieler auf die Abläufe in Ballhöhe über Kopf gerichtet und daher die Haltemuskulatur der Knie- und Sprunggelenke nicht ausreichend sensibilisiert. Erfahrungsgemäß treten bei solchen Sportarten häufiger Distorsionen auf als bei Sportarten, wo die Bewegungsabläufe auf die Muskulatur der Beine fokussiert sind.

Ursache von Sprunggelenksverletzungen ist fast immer eine Verrenkung des Sprunggelenks im Sinne einer starken Supination, die von den Kapsel-Band-Strukturen nicht mehr toleriert wird und so zu verschiedenartigsten Verletzungen führen kann.

Diese Verletzungen können sein:
- *leichte Zerrungen*, die sich in wenigen Tagen auch ohne Behandlung wieder stabilisieren
- *Einrisse der Gelenkkapsel*, die mit Einblutungen oder Rissen einzelner oder mehrerer fibularer Bandstrukturen einhergehen
- *Verletzungen der Syndesmose* (Membran zwischen Schien- und Wadenbein)
  Frakturen des Wadenbeins sind häufig mit einer Verletzung der Syndesmose kombiniert und werden meist durch eine Überpronation des Sprunggelenks ausgelöst. Der Unterschenkel sollte, abhängig vom Heilungsprozess, etwa vier Wochen ruhig gestellt werden. Die nachfolgend beschriebenen naturheilkundlichen Therapieformen tragen wesentlich zur Verkürzung des Heilungsprozesses bei.
- *Knöchelfrakturen*, die in jedem Fall radiologisch dokumentiert werden müssen und je nach ihrer Position sowie abhängig von den Kombinationsverletzungen des Kapsel-Band-Apparates in Weber A, B oder C deklariert werden.

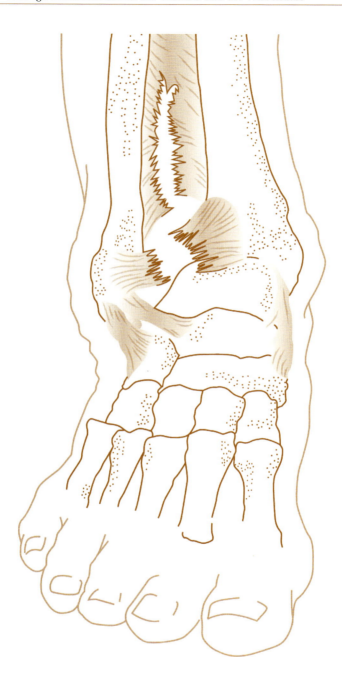

Sprunggelenk
Riss des Syndesmosebandes und der Syndesmose

Weber A = Fraktur distal der Syndesmose
Weber B = Fraktur in Höhe der Syndesmose, Läsion der Syndesmose möglich
Weber C = Fraktur proximal der Syndesmose, zusätzlich Ruptur der Membrana interossea

Weitere mögliche knöcherne Verletzungen, z.B. Haarrisse, Ermüdungsfrakturen oder Absprengungen des fünften Mittelfußknochens, kommen immer wieder vor und müssen radiologisch dokumentiert werden.

Besonders Frakturen des fünften Mittelfußknochens dürfen nicht übersehen werden, weil an diesem Knochen die Peronaeus-Sehne inseriert und bei zu früher Belastung den abgesprengten Knochen disloziert, wodurch der Heilungsprozess erheblich gestört werden kann.

Operationsindikationen werden bei Verletzungen der Kapsel-Band-Strukturen mittlerweile sehr zurückhaltend gestellt, da durch die chirurgischen Eingriffe mehr Strukturen verletzt als stabilisiert wurden. Die Operationsnarben unterbrechen die neuromuskuläre Funktionsfähigkeit und verhindern eine reibungslose Kraftübertragung. Hier lag auch das Problem der häufig so unbefriedigenden Operationsergebnisse.

Gehaltene Aufnahmen, die dokumentieren sollen, wie weit der Tarsus aus der Malleolengabel rutscht, sind nicht nur völlig sinnlos, weil sie keine Konsequenz für die Therapie haben; es werden dabei auch häufig noch vorhandene funktionelle Bandstrukturen verletzt, die für einen schnelleren Heilungsprozess unverzichtbar sind.

Therapie von Sprunggelenksverletzungen

Sofortmaßnahmen
Posttraumatische Einblutungen in die Sprunggelenkkapsel können den Heilungsprozess erheblich verzögern. Hier empfehlen sich als wichtige therapeutische Sofortmaßnahmen:
- Liquid Ice Emergency kit. (s. Adressverzeichnis S. 251) Das Schweizer Präparat besteht aus einem Spray und einem Kompressionsverband. Dieses Präparat wird inzwischen von allen Sportphysiotherapeuten verwendet, die Mannschaften betreuen und erste Hilfe leisten. Es ist mehr-

fach verwendbar. Je früher es eingesetzt wird, desto besser entfaltet es seine abschwellende Wirkung auf das betroffene Gewebe.
oder
- kalte Kompressen

Therapie in der Praxis
- manuelle Gelenktherapie:
leichte Traktionsbehandlung, um eventuelle Fehlstellung des Gelenkes zu korrigieren;
Lymphdrainage zum Ödemabbau
- Quaddeln oder subkutane Injektionen mit geweberegenerierenden Injektionspräparaten, z.B. Traumeel oder Hewetraumen, 2- bis 3-mal wöchentlich, die den Heilungsprozess erheblich abkürzen
- entzündungshemmende Enzyme
- Reparil-Gel und Reparil-Dragées, 3 x 1 Drg. → unterstützen den Abbau des Hämatoms
- Stützbandage zur Stabilisierung

Orthopädische Schienen
Es gibt in der Orthopädietechnik verschiedene Schienen, z.B. Aircast-Schiene, die das Sprunggelenk stützen, zugleich kühlen und verhindern sollen, dass während des Heilungsprozesses ein weiteres Trauma hinzukommt.

Sinnvolle weiterführende Maßnahmen in Eigenleistung
- Ruhe und Entlastung, je nach Schwere der Verletzung 3–10 Tage
- *Quarkumschläge*
- *Salbenverbände*, z.B. Kytta-Plasma oder andere phytotherapeutische entzündungshemmende, abschwellende und geweberegenerierende Salben
- *Aquajogging*

Regenerative Maßnahmen
Die regenerativen Maßnahmen, gleich welcher Art, sollten sich möglichst in einem schmerzfreien bis schmerzarmen Rahmen bewegen, wobei Fahrradfahren und Aquajogging relativ frühzeitig – ca. 5 bis 10 Tage nach der Verletzung – erlaubt werden können, da hier die Gefahr einer weiteren Verstauchung oder eines Fehltritts während der regenerativen Zeit relativ gering ist. Verletzte Gewebsstrukturen brauchen Zeit um sich zu regenerieren und vor

allem auch Einblutungen weitestgehend abzubauen, sodass es nicht zu Restfibrosen oder nach Jahren zu verkalkten Sehnenansätzen kommt, die später zu arthrotischen Veränderungen führen können.

Präventive Maßnahmen

Sehr wichtig sind präventive Maßnahmen, besonders bei jugendlichen Patienten, bei denen gehäuft Supinationstraumen vorkommen.

Es gilt, vor allem die Peronäus-Gruppe, also die Muskelgruppe, die den Fuß stabilisiert, zu kräftigen. Das geschieht am besten dadurch, dass man den Patienten gegen oder ohne Widerstand den Außenfußrand heben lässt, um die für die Sprunggelenksstabilität zuständige Peronäus-Gruppe neuromuskulär zu sensibilisieren. (s. auch „Orthopädische Einlagen bei jugendlichen Sportlern", Seite 176)

Weitere Maßnahmen:
- Vernarbungen lösen
- Konstitutionstherapie zur Stabilisierung des Binde- und Stützgewebes und Aktivierung des lymphatischen Systems, zum Beispiel mit Schüßler-Salzen:
Calcium fluoratum D6, morgens 3–5 Tabletten
Silicea D12, abends 3–5 Tabletten
Bei jugendlichen Sportlern sind die immer wiederkehrenden Supinationstraumen nicht nur belastungs- sondern auch konstitutionsbedingt und häufig auch mit einer Hypermobilität der Daumengrund- und Handwurzelgelenke kombiniert. Besonders kritische Phasen spielen sich meistens während der Wachstumsschübe ab.

44　Häufige Beschwerdebilder der Gelenke und der Wirbelsäule

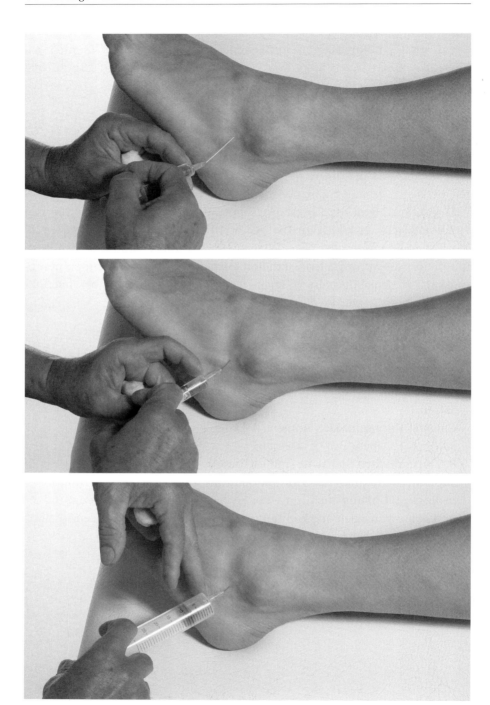

Sprunggelenk 45

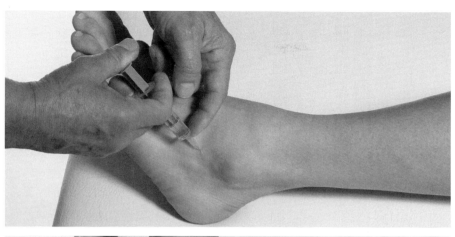

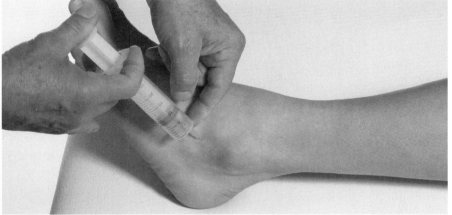

Injektion an die fibularen Kapsel-Band-Strukturen
Nadellänge: 0,50 x 40 mm oder 0,60 x 60 mm
Injektionstechnik: Zumeist sind bei Supinationstraumen alle drei Bänder von der Verletzung betroffen, die auch mit dieser Injektionstechnik therapiert werden können. Durch eine Änderung der Nadelführung können auch die ventralen Kapsel-Band-Strukturen erreicht werden. Das anschließend injizierte Ozon sollte im Zielgebiet sichtbar fluten.
Indikation: Status nach Supinationstraumen und Läsionen der fibularen Kapsel-Band-Strukturen.
Empfohlene Injektionspräparate: Traumeel, Hewetraumen, veno-loges, aconitrop. Die Beimengung von 1ml 1%igem Procain oder Lidocain hat sich bewährt.

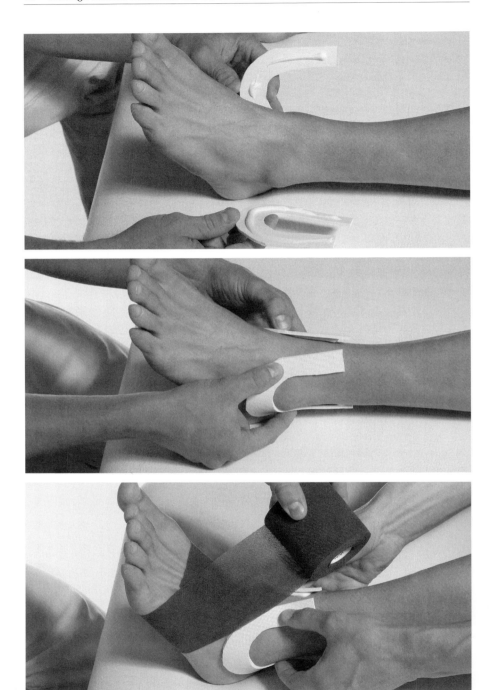

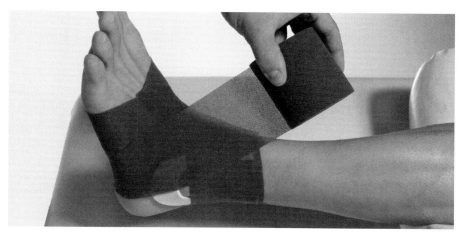

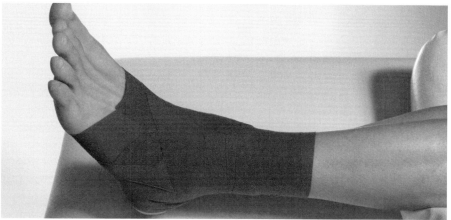

Salbenverband am Sprunggelenk

Druckverband nach Sprunggelenksdistorsionen um ein entstehendes, vorhandenes oder sinterndes Hämatom zu stoppen.

Materialien: Leukotape foam im gewünschten Zuschnitt mit ergänzenden Salben und anschließender kohäsiver elastischer Fixierbinde Gasofix color.

Der Verband wird nach den dargestellten Injektionstechniken angelegt.

Bewährte Salben: Kytta-Salbe, Reparil-Gel, Traumaplant Salbe, Traumeel Salbe.

Jeder Behandlungsbeginn sollte jedoch einhergehen mit einem ein- bis zweiminütigem manuellen Druck auf das verletzte Areal, um häufig vorhandene Periostausziehungen zu stabilisieren. Siehe auch Kommentar zu „Gehaltene Röntgenaufnahmen"! (siehe S. 41)

48 Häufige Beschwerdebilder der Gelenke und der Wirbelsäule

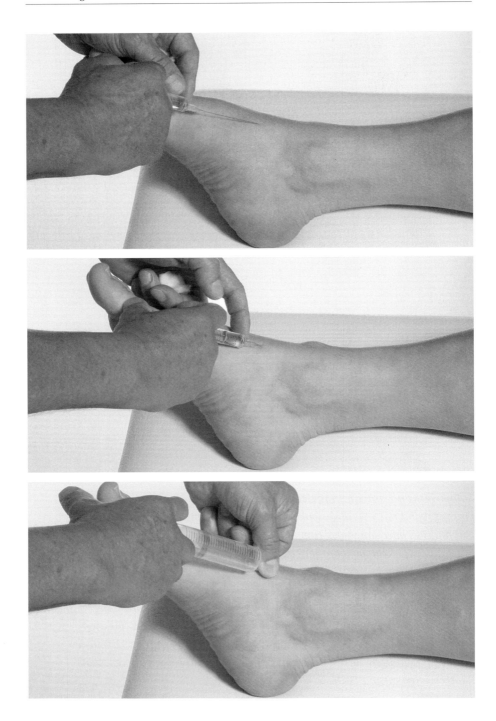

Sprunggelenk

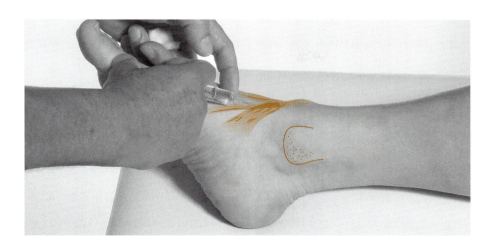

Injektion an die Sehne des M. tibialis anterior
Nadellänge: 0,50 x 40 mm oder 0,60 x 60 mm
Injektionstechnik: Patient in Rückenlage. Entlang der verklebten Strukturen nach proximal ohne Periostkontakt. Anschließend bei liegender Nadel O_3, man sieht wie sich das Ozon in den Verlauf des M. tibialis anterior verteilt.
Indikation: Engpass-Syndrom entlang der Sehne des M. tibialis anterior; myofasziale Adhäsionen am Sprunggelenk.
Empfohlene Injektionspräparate: Lactopurum, Traumeel, Kochsalzlösung, Panalgan, aconitrop und veno-loges

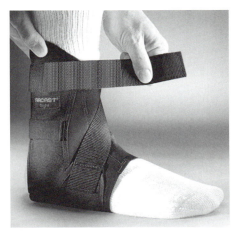

Aircast A60
Sehr einfach anzulegende Sprunggelenksbandage mit eingearbeiteten 60° Stabilisatoren an beiden Malleoli.
Diese Bandagen werden häufig von Tennisspielern benützt, die zu rezidivierenden Supinationstraumen des Sprunggelenks neigen.
Wichtig: zusätzlich stabilisierende Basistherapie betreiben!

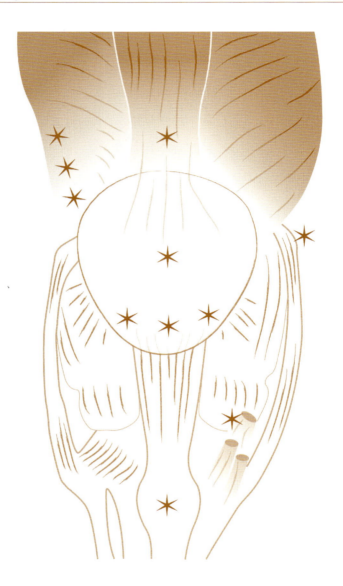

Kniegelenk

Die in der Grafik dargestellten typischen Triggerpunkte am Kniegelenk sind häufig unabhängig von intraartikulären Läsionen verantwortlich für Schmerzen am Kniegelenk. Es handelt sich zumeist um Faszienverklebungen, Myotendopathien, postoperative Narbenstörfelder und Fibrosen. Sie lassen sich durch Vakuumbehandlungen und Unterfluten der betreffenden Strukturen wirkungsvoll therapieren.

Kniegelenk

Das Kniegelenk mit seinen komplizierten Kapsel-Band- und Binnenstrukturen ist bei vielen Sportarten das am stärksten belastete und am meisten gefährdete Gelenk.

Diagnostik

- Schmerzpalpation – immer im Seitenvergleich
- klassische Funktionstests wie Lachmann-Test oder Pivot-Shift-Test:
vordere Schublade → vorderes Kreuzband
hintere Schublade → hinteres Kreuzband
- Belastungstest – eine Art Treppensteigen (s. Abbildung Seite 52);
klärt, ob Sehnenansätze Schmerz auslösende Faktoren sind;
Schmerz beim Hochsteigen: diagnostischer Hinweis auf Tendopathie
im Bereich der Patellaspitze
Schmerz beim Absteigen: diagnostischer Hinweis auf Läsion
im Bereich der proximalen Patellastrukturen
- Weiterführende radiologische Untersuchungen, wie z.B. die MRT, gehören in der modernen medizinischen Diagnostik zum Standardprogramm und sind häufig unverzichtbar.

Bei Kniegelenkbeschwerden sollte immer abgeklärt werden:
- *Liegt ein Knorpelschaden vor?*
- *Sind die Kapsel-Band-Strukturen intakt?*
- *Lassen sich myofasziale Adhäsionen finden?*
Sie sind für einen Teil der Schmerzsymptomatik und der mangelnden Beweglichkeit des Knies verantwortlich. Auch nach einer Totalendoprothese (TEP) bleiben die MFA (myofaszialen Adhäsionen) bestehen und können für postoperative Bewegungseinschränkungen verantwortlich sein.
- *Gibt es postoperative Narbenstörfelder?*
- *Ist die Funktionsfähigkeit der das Gelenk umgebenden Muskulatur und die Funktion der benachbarten Gelenke eingeschränkt?*
Bei Jugendlichen lymphatisches System, Wachstumsschübe (s. Seite 176)

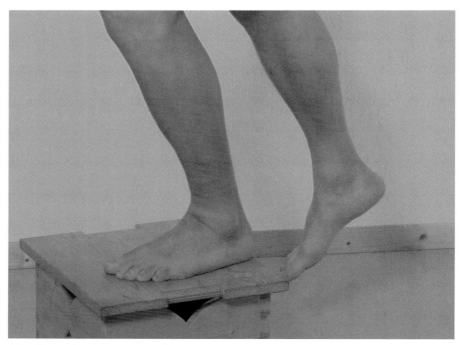
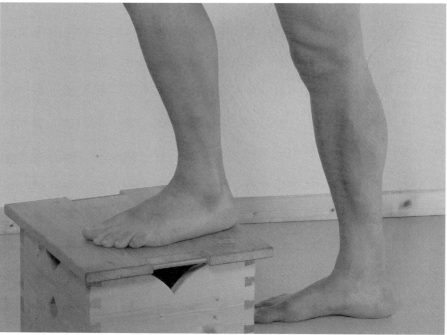

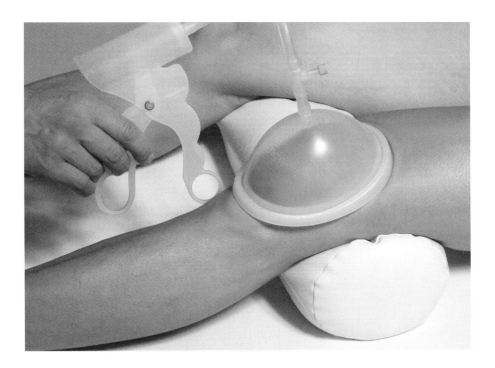

Vakuumbehandlung des Kniegelenks
Vakuumbehandlung des Kniegelenks um myofasciale Adhäsionen und wenn erforderlich verklebte Operationsnarben zu lösen. Die Haut sollte sich während der Vakuumbehandlung röten um eine bessere Vaskularisierung zu erreichen.

Belastungstest des Kniegelenks
Indikation: Wichtige diagnostische Hilfe, um die Schmerzursache differenziert herauszufiltern. Häufig sind Schmerz und muskuläre Schwäche vergesellschaftet.

54 Häufige Beschwerdebilder der Gelenke und der Wirbelsäule

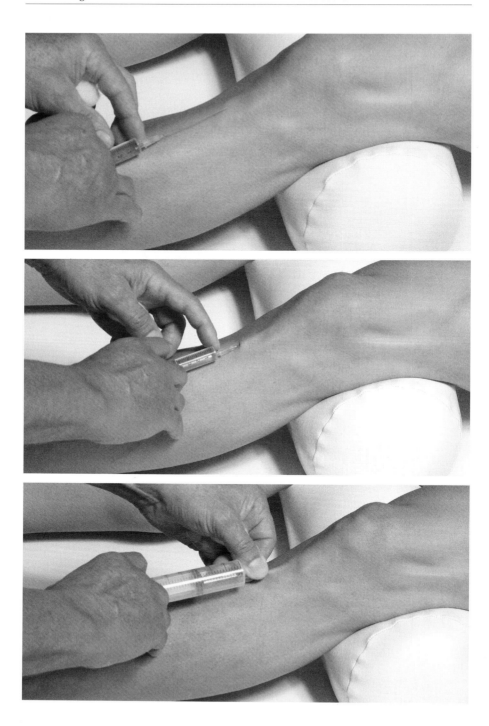

und noch nicht geschlossene Wachstumsfugen, z.B. Young-girls-Knie, beachten.
- *Ist die Statik in Ordnung? Genu varum oder Genu valgum? Funktioniert das retropatellare Gleiten ungestört? Wie ist die Fußstatik in Ruhestellung und bei Belastung?*
- *Wie funktioniert der venöse Abfluss?*
Auch venöse Stasen können für die Beschwerden mitverantwortlich sein.
- *Lassen sich Herde finden?*
Besonders bei jugendlichen Patienten können beherdete Tonsillen nicht nur für rezidivierende Infekte und chronische Müdigkeit sondern auch für unklare Kniegelenksbeschwerden verantwortlich sein.

Therapie

- manuelle Therapie:
  - Patella mobilisieren
  - myofasziale Adhäsionen (z.B. im Bereich des Tractus iliotibialis) lösen
  - muskuläre Dysbalancen beheben
- Vakuumtherapie
- Injektionstherapie
  - um Mikrozirkulation in den schlecht vaskularisierten gelenknahen Faszien- und Sehnenstrukturen zu verbessern
  - um vernarbte und verklebte Weichteilstrukturen zu lösen
  - um funktionelle Blockaden zu beseitigen

Injektion an die Tuberositas tibiae
Nadellänge: 0,50 x 40 mm
Injektionstechnik: Patient in Rückenlage bei leicht gebeugtem Kniegelenk; Einstich im spitzen Winkel etwas caudal der deutlich sicht- und fühlbaren ossären Eminentia ohne Periostkontakt Richtung Ligamentum patellae; wenn erforderlich entlang des Ligamentum patellae an die Patellaspitze (häufig funktioneller Zusammenhang). Anschließend bei liegender Nadel ca. 20 ml O_3.
Indikation: z.B. Morbus Schlatter, Patellaspitzentendopathie
Empfohlene Injektionspräparate: Lactopurum, Traumeel, aconitrop, Steiroplex

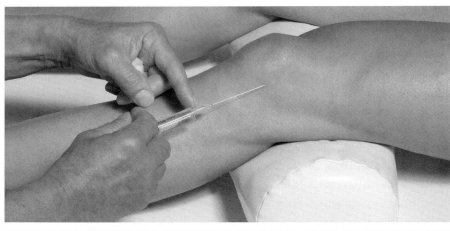

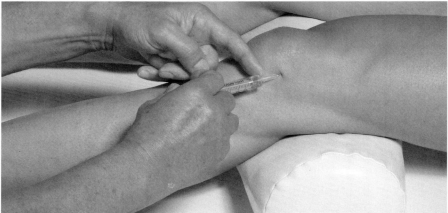

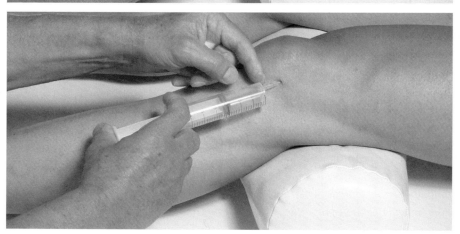

- um OP-Narben, die die Funktion stören, zu unterfluten
- Orale Therapie
  - *Gelenk- und Stoffwechselaktivierung*: Phytotherapeutika zur Entschlackung, Entgiftung; Harnsäure ausschwemmen, z.B. Colchicum comp. Gelenk- und Rheumatropfen, Araniforce, Phytodolor, Rheumaselect, Fugacid Harnsäuretee, Girheulit Tbl.
  - *Knorpelaufbau*: Jeder zu degenerativen Veränderungen neigende Knorpel benötigt eine ausreichende Sättigung an Chondroitin und Glucosamin, z.B. BiOcean Firma St. Johanser, Ortho expert Gelenknahrung oder Arthrobonum.
  Ergänzende Spurenelemente, vor allem Zink, Selen und Mangan verbessern deren Bioverfügbarkeit Die Sättigung muss deshalb ausreichend sein, weil die arthrotisch am meisten veränderten Knorpelstrukturen davon zuletzt erreicht werden. Das hängt mit Stoffwechselstörungen und einer schlecht funktionierenden Matrix (s. Seite 207) zusammen.
  - *entzündungshemmende Enzyme*, z. B. Phlogenzym, Traumanase forte, Bromelain-POS, Wobenzym

Injektion an die Sehne des M. vastus lateralis

Nadellänge: 0,50 x 40 mm oder 0,60 x 60 mm
Injektionstechnik: Patient in Rückenlage bei leicht gebeugtem Knie; Einstich im spitzen Winkel lateral des proximalen Patellarandes ohne Periostkontakt in die Faszie oder Vastus-lateralis-Sehne nach proximal. Anschließend bei liegender Nadel 20 – 30 ml O_3, das sich sichtbar und für den Patienten fühlbar im Zielgebiet verteilt. Während der Nadelführung sind häufig Vernarbungen und Verhärtungen zu fühlen, die für die Schmerzsymptomatik verantwortlich sind.
Indikation: Ablagerungen, Verklebungen und Reizentzündungen dieser Sehne sind häufig verantwortlich für Schmerzen im Kniegelenk – hauptsächlich beim Abwärtsgehen – und werden immer wieder als Knorpelschaden interpretiert. Während der Belastung wird die Patella durch diese muskuläre Dysbalance nach lateral gezogen, läuft nicht mehr in dem vorgeschriebenen Sulcus und sorgt dadurch für retropatellare Reizphasen. In Ruhestellung ist dieses Phänomen nicht vorhanden und deshalb auch radiologisch häufig nicht dokumentierbar.
Empfohlene Injektionspräparate: Lactopurum, Traumeel, Kochsalzlösung, Panalgan, Allya, aconitrop

- Salben – Die Wirkung von Salbenanwendungen kann wesentlich intensiviert werden, wenn man sie den anatomischen Verhältnissen angepasst, mehrmals täglich einmassiert. Bei eventuellen allergischen Hautreaktionen muss die Salbe abgesetzt werden:
entzündungshemmend, z.B. Tensolvet, bei Patienten sehr beliebt, kommt aus der Tiermedizin (Pferdesalbe), Reparil-Gel, NeproSport blau Gel, Traumaplant; Kytta-Salbe
durchblutungsfördernd bei trockenen Arthrosen, z.B. Zeel comp. Salbe, Kytta-Balsam und Trauma RÖD 302

Verhaltensempfehlungen für Hobbysportler

Bei beginnender degenerativer Veränderung keine starken statischen Belastungen. Empfohlen werden Radfahren, Skilanglauf, Nordic Walking und Schwimmen.

Für alle Kniegelenkpatienten gilt: Keine tiefen Kniebeugen!

Tiefe Kniebeugen waren über Jahrzehnte fester Bestandteil im Trainingsprogramm vieler Hobbysportler. Dabei werden jedoch die Kapsel-Band-Strukturen und Menisci sinnlos gestresst, und den Gelenken wird damit viel mehr geschadet als genützt.

Bone-bruise des Tibiakopfes (Vorstufe der Tibiakopffraktur)

Diese Verletzung ist am Röntgenbild nicht immer ausreichend dokumentierbar, im MRT ist ein deutliches Ödem nachzuweisen. Das Knochenödem ist häufig noch nach drei Monaten im MRT dokumentierbar, obwohl der Patient bereits beschwerdefrei ist und sein Gelenk dosiert belasten kann.

Therapie:
- Entlastung; mindestens vier Wochen Ruhigstellung
- segmentale Durchblutungsförderung, auch über lumbale Reflexzone
- Durchmineralisierung des Knochens, z.B. mit aar os, 3 x 3 Drg., Steirocall N 3 x 40 Tr.

Verletzungen des Kapsel-Band-Apparates

Bei Verletzungen des Kniegelenks sollten nicht nur die bekannten spezifischen Funktionstests der verletzten Bandstrukturen durchgeführt werden. Man sollte stets auch die gesamte muskuläre Situation in die Untersuchung mit einbeziehen.

Besonders im Skisport treten gehäuft Meniskus-, Kreuzband- und Innenbandläsionen auf, die unter anderem durch die heute üblichen kompromisslosen Skistiefel und taillierten Carvingski verursacht werden. Gerade im Rennsport gibt es kaum noch schwere Stürze, die nicht mit einer massiven Verletzung der oben erwähnten Strukturen einhergehen. Dringend erforderlich wäre – besonders für jugendliche Sportler – die Konstruktion der Ski und Skistiefel zu verändern.

Innenbandrisse am Kniegelenk

Die vom Autor vor 20 Jahren geäußerte Meinung, dass Innenbandrisse bei intakten Binnenstrukturen nicht operiert werden müssen, wurde damals von vielen Medizinern nicht geteilt.

Mittlerweile weiß man, dass durch gezielte Nachbehandlung die Funktion des gerissenen Innenbandes fast vollständig von Muskel- und Faszienzügen übernommen werden kann. Deshalb ist man von der Indikation zur Operation weit abgerückt, da bei einem Eingriff viele Strukturen verletzt werden, die eigentlich zur Stabilität des Gelenks beitragen.

Operationsindikationen gewissenhaft abwägen

- Beurteilung der gesamten muskulären Situation: Kann man mit einem gezielten Training erreichen, dass die Muskelstrukturen einen Teil der Funktion der verletzten oder gerissenen Bänder übernehmen?
- Sind die Wachstumsfugen beim jugendlichen Sportler noch nicht geschlossen, ist eine Operation besonders gut abzuwägen und erfordert vom Chirurgen viel Erfahrung auf diesem Gebiet.
- Innenbandrisse werden nicht mehr operiert, wenn die Kreuzbänder funktionsfähig sind.
- Kreuzbandrisse müssen bei stabilen Kapsel-Band-Strukturen und gut funktionierender muskulärer Stabilisierung nicht unbedingt operiert

werden, es sei denn, es kommt zu rezidivierenden Subluxationen oder Reizergüssen. Bei Spitzensportlern sollte der Operation jedoch der Vorzug gegeben werden, da die Gelenke häufig extrem belastet werden.
- Meniskusrisse werden arthroskopisch versorgt.

Stabilisierung des Bandapparates
Ziel der Therapie ist es, das Mesenchym zu stabilisieren und die muskuläre Funktionsfähigkeit zu verbessern. Bei jugendlichen Sportlern mit Bindegewebsschwäche und lymphatischer Konstitution sollte man flankierend Konstitutionstherapie betreiben.

Für die orale Therapie bieten sich hierfür folgende homöopathische Mittel an:
- über einen Zeitraum von mindestens sechs Monaten: Calcium fluoratum D12 und/oder Silicea D12: bei allgemeiner Bänderschwäche z.B. Calcium fluoratum D12 morgens 2 Tbl. und abends 2 Tbl. Silicea D12
- Calcium carbonicum, Lymphdiaral oder Cefalymphat (auch als Injektion an die Mandelpole)
- biologische Konstitutionstherapie mit Schüßlersalzen nicht unter sechs Monaten

Arthrose

Das Kniegelenk ist neben dem Hüftgelenk am häufigsten von arthrotischen Veränderungen betroffen.

Beschwerdebild
Bei arthrotischen Veränderungen haben die Patienten häufig beim Loslaufen ihre Beschwerden. Wenn sie eine Weile gelaufen sind, lassen die Schmerzen nach. Wenn die Schmerzsymptomatik bei Belastung besser wird, ist Belastung günstig und sollte kontrolliert durchgeführt werden. Die Schmerzen sind meistens ein Zeichen dafür, dass Kapselstrukturen schlecht durchblutet und entzündet sind. Wenn die Mikrozirkulation angeregt wird und die beteiligten Strukturen besser durchblutet werden, lindert das die Beschwerden.

Sportarten, die nicht statisch stark belastend wirken, wie Radfahren, Schwim-

men, Skilanglaufen und Nordic Walking sind Sportarten mit starker statischer Belastung für die Gelenke wie Langstreckenlaufen vorzuziehen.
Röntgenaufnahmen sind erforderlich.

Therapie
Bei beginnenden Arthrosen gibt es im Fundus der alternativen Therapieformen viele wirkungsvolle Behandlungsmöglichkeiten und -strategien. Der Knorpelschaden ist geringer an der Schmerzsymptomatik beteiligt als meist vermutet. Entzündlich vernarbte, verklebte und dadurch verkürzte Sehnenansätze und Kapselstrukturen sowie daraus resultierende Bewegungseinschränkungen sind meist die vordergründigen Schmerzursachen. Häufig wird der Knorpel durch den das Gelenk umgebenden „Stoffwechselsumpf" defizitär ernährt und beginnt sich dadurch degenerativ zu verändern. Wir erleben immer wieder, dass Patienten, deren Weichteilstrukturen, die das betreffende Gelenk umgeben, gut funktionsfähig sind, auch bei fortgeschrittenen Knorpelschäden erstaunlich mobil sind.

Aus dieser Betrachtung heraus bieten sich nichtoperative Behandlungsmöglichkeiten an. Dennoch ist es ein Segen, dass man schwere schmerzhafte, hochgradig arthrotische Kniegelenke mittels Totalendoprothesen (TEP) operieren und dadurch die Lebensqualität auch alter Patienten wesentlich verbessern kann.

Kniegelenkprothesen
Beim künstlichen Kniegelenk war man lange Zeit noch nicht so weit wie beim künstlichen Hüftgelenk. Mittlerweile sind die Operationserfolge sehr viel besser geworden. Auch nach einer Operation ist die arthromuskuläre Situation wichtig. Wenn das Knie durch eine gut funktionierende Muskulatur stabilisiert werden kann, sind die Patienten auch nach der Operation erstaunlich leistungsfähig. Viele von ihnen können wieder Ski fahren, Bergsteigen oder Golf spielen.

Grundsätzlich gilt, dass Patienten die Sportarten, die sie beherrschen, auch mit einer Gelenkprothese weiter durchführen können – bei passenden Rahmenbedingungen und im richtigen Ausmaß. Oftmals wird die Situation zu wenig individuell betrachtet, und Verbote werden zu rigide ausgesprochen. Patienten mit Gelenkprothesen sollten zum Beispiel beim Skifahren verstärkt auf die Rahmenbedingungen achten und abwägen, ob sie im steilen Gelände auf Buckelpisten fahren oder auf einer gepflegten Piste ihre Kurven ziehen.

Beim *Skilanglauf* z.B. kommen keine starken Drehmomente vor, sodass dies eine ideale Sportart für Menschen mit Endoprothesen darstellt. Im Sommer bieten sich *Radfahren, Schwimmen und Nordic Walking* an.

Hierbei werden durch richtigen Einsatz der Stöcke die Knie- und Hüftgelenke statisch entlastet und der Schultergürtel tonisiert, sodass ein idealer Bewegungsablauf praktiziert wird. Beim Bergab-Gehen empfiehlt es sich, kleine Schritte zu machen und die Haltefunktion der Oberschenkelmuskulatur bewusst in den Bewegungsablauf zu integrieren.

Hüftgelenk

Hüftbeschwerden kommen sowohl bei Freizeit- als auch bei Leistungssportlern häufig vor. Sie können durch beginnende degenerative Veränderungen der Hüftgelenke ausgelöst werden. Oft werden die Beschwerden aber auch von *arthromuskulären* Problemen verursacht.

Das Hüftgelenk ist eingebettet in eine Vielzahl von Muskeln, die eine besondere Bedeutung und Funktion innehaben. Diese Funktionen müssen gewährleistet sein, da es sonst zu *Engpass-Syndromen, nervalen Irritationen und Funktionsstörungen* kommen kann, die den sporttreibenden Patienten beeinträchtigen können. Da sie radiologisch nicht dokumentierbar sind, sind sie schwer zu diagnostizieren und werden daher oft falsch behandelt.

Arthromuskuläre Funktionsstörungen

Arthromuskuläre Funktionsstörungen werden häufig durch Engpass- und Kompressionssyndrome der sehr komplizierten Muskelstrukturen ausgelöst, die die Hüftgelenke umgeben.

Arthromuskuläre Ursachen für Schmerzen im Hüftbereich:
- Verkürzungen und Funktionsstörungen der Muskeln, die das Hüftgelenk umgeben; dazu gehören in erster Linie der M. glutaeus medius, der M. piriformis und der M. tensor fasciae latae
- *erhöhter Tonus* des M. tensor fasciae latae, der den Schmerz bis in die fibularen Strukturen des Kniegelenks ausstrahlen lässt
- *Piriformis-Syndrom*: Der M. piriformis, der das Os sacrum muskulär mit der Hüfte verbindet, ist häufig verantwortlich für Pseudoischialgien. Häufig zeigen sich diese arthromuskulären Funktionsstörungen in ziehenden Schmerzen unklarer Genese, die über die Hüfte ins Bein ausstrahlen und zu einer vorzeitigen Ermüdung der betreffenden Region durch Übersäuerung und verminderte Sauerstoffsättigung der Muskulatur führen.
- Zerrungen von Muskelansätzen an den Schambeinästen, die bis in die Adduktorenregion ausstrahlen können.
- Schleimbeutelentzündungen (Bursa trochanterica, Bursa intrafemorale)
- ilioinguinale Kompressionssyndrome, DD: L3-Symptomatik, Bursitis

iliopectinea, Narbenstörfelder
- muskuläre Dysbalancen
- Fehlstellungen der Iliosakralgelenke (Beinlängendifferenz)
- Fibrosen um den Trochanter major, zum Teil nach lang zurückliegenden Stürzen, werden diagnostisch häufig übersehen; bei der Anamnese danach fragen und Palpation im Seitenvergleich
- Hüftdysplasie, Coxa vara, Coxa valga

Diagnostik
- Anamnese: häufig frühe Ermüdung eines Beines, dadurch Übersäuerung, verminderte Sauerstoffsättigung (Ausdauersportler, Läufer, Radrennfahrer)
- Palpationsdiagnostik im Seitenvergleich. Ist der Ruhetonus erhöht und die Schmerzsymptomatik verstärkt?
  Folgende Strukturen werden untersucht: M. glutaeus medius, M. glutaeus minimus, M. piriformis, M. tensor fasciae latae, Tractus iliotibialis, Trochanter major
- Funktionsdiagnostik des betreffenden Hüftgelenks, immer im Seitenvergleich: Innen- und Außenrotation testen
- Lokale Adduktorenverletzungen sind nach akuten Zerrungen oder Einrissen, die meist mit einem begleitenden Hämatom einhergehen, gut palpierbar. Das Hämatom zeigt sich 1 bis 3 Tage nach der Verletzung immer kaudal der Läsion. Belastungstests gegen leichten Widerstand erleichtern die Diagnose. So lässt sich der Schmerz im geschädigten Bereich des M. adductor longus auslösen, wenn der Patient im Liegen die gestreckten Beine gegen Widerstand zusammendrückt.
- stets auf eine eventuelle Blockade des Iliosakralgelenks achten; bei paravertebralem Muskelhypertonus an L3-Symptomatik denken, gegebenenfalls MRT anordnen
- Eventuell vorhandene Bursitiden beachten
- Beckenübersichts-Röntgenaufnahme
  Bei Therapieresistenz sollte zum Ausschluss einer Coxarthrose eine Beckenübersichts-Röntgenaufnahme durchgeführt werden.

Therapie bei arthromuskulären Beschwerden
- Traktionsbehandlung der betreffenden Coxa in leichter Außenrotation; in dieser Position ist das Gelenk durch die Gelenkkapsel am wenigsten verriegelt.

Eine richtig durchgeführte Traktionsbehandlung der Hüfte erweitert nachweislich den Gelenkspalt und verbessert dadurch die Viskosität der Synovia. Dadurch wird der Gelenkknorpel besser ernährt und die Entwicklung eines degenerativen Prozesses zumindest verzögert.
- Schröpftherapie, um den muskulären Ruhetonus zu mindern und die Durchblutung zu verbessern
- osteopathische Techniken
- chiropraktische Manipulationen, um die Iliosakralgelenke zu deblockieren
- muskelentkrampfende, entgiftende und durchblutungsfördernde Injektionen an Triggerpunkte; bewährte Präparate: z.B. Zeel comp., Myogeloticum, Magnesium, Lactopurum, Infi-Secale, aconitrop, Injectio antineuralgica Fides
- gegebenenfalls Narbenstörfelder unterfluten

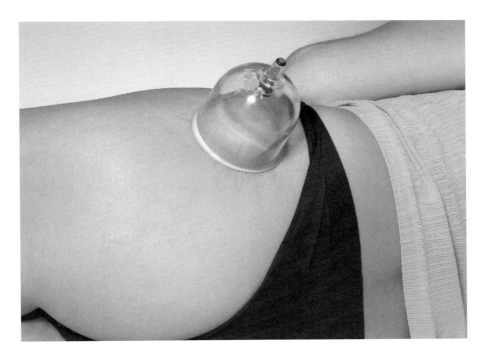

Schröpftherapie
Schröpftherapie bei arthromuskulären Beschwerden, z.B. am M. glutaeus medius

66   Häufige Beschwerdebilder der Gelenke und der Wirbelsäule

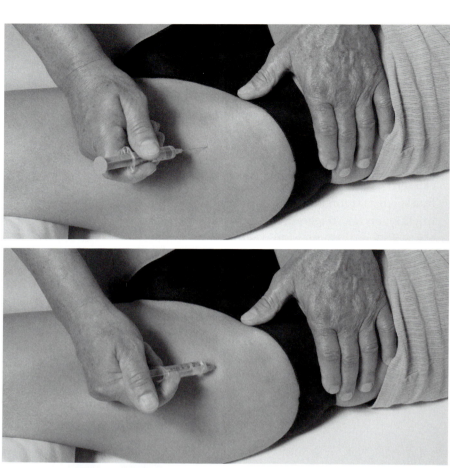

- durchblutungsfördernde und muskelentkrampfende Medikamente, z.B. Magnesium, Petadolex 3 x 2 Tbl.
- Phytotherapie: entgiftende und entsäuernde Präparate, z.B. Phytodolor, Rheumaselekt, Araniforce, Derivatio, Colchicum comp. Gelenk- und Rheumatropfen, Rheumaselect
  Besonders wirkungsvoll ist die *Kombination* von manueller Gelenktherapie, der beschriebenen Injektionstechniken und der erwähnten Phytotherapie.
- richtiges Dehnen als Eigenleistung
  Der Patient muss genau informiert werden, welche Strukturen täglich gedehnt werden sollten. Hier ist die Kompetenz des Behandlers gefragt, der dem Patienten genaue Anweisungen gibt, wie er dehnen muss, damit der Dehneffekt im Zielgebiet landet.

Differenzialdiagnosen von Schmerzausstrahlung in den Leistenbereich

Bei Schmerzausstrahlung in den Leistenbereich kann es sich wiederum um verschiedene Ursachen handeln.
Die häufigsten sind:
- L3-Syndrom mit Irritation des N. ilioinguinalis
- Inguinalhernie oder weiche Leiste
- Muskelansatzläsion des M. rectus abdominis am oberen Schambeinast; wird häufig übersehen!
- Psoasverkürzung
- postoperative Narbenstörfelder; besonders, wenn zu einer bereits vorhandenen Narbe noch eine weitere hinzukommt, z.B. wenn zu einer alten

Injektion an den Tensor fasciae latae

Nadellänge: 0,50 x 40 mm oder 0,60 x 60 mm
Injektionstechnik: Patient in Rückenlage; im Seitenvergleich palpieren; an druckdolente Triggerpunkte injizieren, eine leichte Kontraktion des Muskels bestätigt, dass man im Zielgebiet ist.
Indikation: arthromuskuläre Funktionsstörungen; häufig zu hoher Ruhetonus
Empfohlene Injektionspräparate: Magnesium, Lactopurum

68 Häufige Beschwerdebilder der Gelenke und der Wirbelsäule

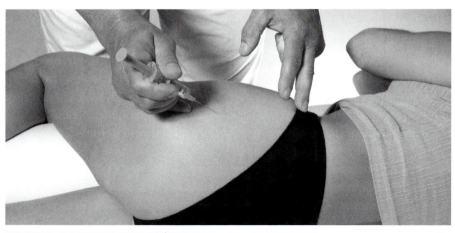
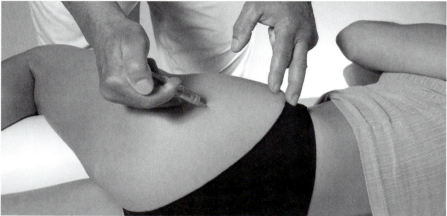
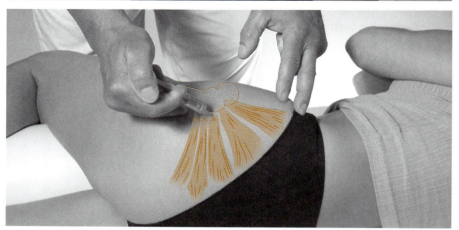

Blinddarmnarbe noch eine Leistenbruchnarbe oder bei Patientinnen zur Kaiserschnittnarbe noch eine weitere dazugekommen ist.
- Zerrungen der Ligamenta iliofemoralis und ilioinguinalis
- Irritation des M. pectineus

Degenerative Hüftgelenksbeschwerden

Diagnostik
- anamnestisch nach Anlaufschmerz und Funktionseinschränkung fragen
- *Funktionsprüfung beider Hüftgelenke*
  Auch leichte Bewegungseinschränkungen der Innen- und Außenrotation können ein Hinweis auf eine beginnende Coxarthrose sein.
- *Beckenübersichts-Röntgenaufnahme*
  zur Abklärung arthrotischer Prozesse und beginnender arthrotischer Veränderungen

Therapie
- *Traktionsbehandlung der Hüfte*, die nachweislich eine Erweiterung des Gelenkspaltes zulässt und damit die Viskosität der Synovia verbessert. Dadurch wird der Gelenkknorpel besser ernährt und die Entwicklung des degenerativen Prozesses zumindest verzögert.
- richtig dosiertes *Mobilisieren* der verkürzten Gelenkkapsel
- *Schröpftherapie*
- *gezielte Injektionstherapie*, z.B. mit Zeel comp. Injektion, Rheuma Echtroplex, Steiroplex, veno-loges N, Myogeloticum, aconitrop, Magnesium, Injectio antineuralgica Fides
- *Ablagerungen* im Bereich der gelenknahen Sehnenansätze lösen und vermehrt ausschwemmen, z.B. mit Phönix Hydrargyrum spag. und

Injektion an den Glutaeus medius
Nadellänge: 0,50 x 40 mm oder 0,60 x 60 mm
Injektionstechnik: Patient in Seitenlage; vorhergehende Palpation des Triggerpunktes, der die höchste Druckdolenz aufweist.
Indikation: arthromuskuläre Funktionsstörungen.

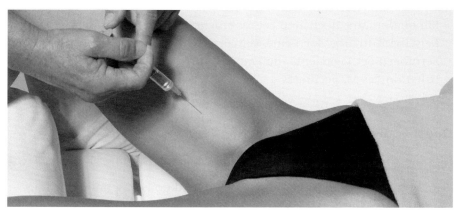

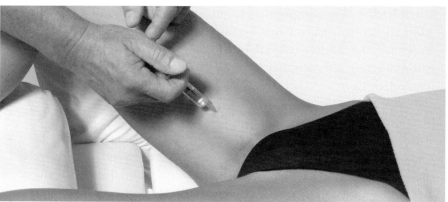

Injektion an die Adduktoren

Nadellänge: 0,50 x 40 mm oder 0,60 x 60 mm
Injektionstechnik: In ca. 45° Winkel nach proximal injizieren. Nicht selten verspürt man beim Einstich einen erhöhten Widerstand im Gewebe, der auf ältere Vernarbungen, die immer wieder einreißen können, hinweisen. Die Injektionsnadel sollte dem routinierten Behandler auch als diagnostische Sonde dienen.
Indikation: Muskelfaserläsionen mit und ohne Einblutungen und vernarbte Gewebsstrukturen nach alten und rezidivierenden Verletzungen. Palpationsbefunde und Funktionstest auch gegen Widerstand sind erforderlich um diagnostisch herauszufiltern, welche der Adduktorengruppe verletzt ist. Häufig sind diese Funktionsstörungen natürlich auch durch die übergreifenden Faszien vernetzt.
Empfohlene Injektionspräparate: Magnesium, Lactopurum, Traumeel, aconitrop, veno-loges

Phönix Stellaria spag., Colchicum comp. Gelenk- und Rheumatropfen
- *Ernährung des Gelenkknorpels verbessern*, z.B. durch die Präparate BiOcean St. Johanser oder Arthrobonum. Diese Mittel enthalten die Wirkstoffe Glucosamin und Chondroitinsulfat aus Haifischknorpel und Grünlippmuschelextrakt. Die zusätzlich enthaltenen Spurenelemente wie Zink, Selen und Mangan verbessern die Bioverfügbarkeit dieser Wirkstoffe.

Totalendoprothese (TEP) bei fortgeschrittener Coxarthrose

Bei fortgeschrittenen Coxarthrosen werden heute Totalendoprothesen (TEP) implantiert. Diese Operationstechniken sind seit Jahrzehnten weiterentwickelt worden und die Ergebnisse sind auch langfristig sehr zufriedenstellend. Dank verbesserter Operationstechnik sind bei diesen Eingriffen nur noch relativ kleine Schnitte erforderlich, sodass die wichtige muskuläre Funktion kaum beeinträchtigt wird. Viele Patienten mit einer intakten Muskulatur können nach einem halben Jahr richtig dosiert die meisten Sportarten wieder durchführen, die sie bereits vorher betrieben haben.

Luxationen von TEPs der Hüften (siehe Abb. S. 72) sind äußerst selten und werden häufig nicht durch Überlastung sondern durch unglückliche Hebelwirkung ausgelöst. Reponiert werden muss meistens unter Narkose.

Zeitpunkt des Eingriffs
Die Beweglichkeit des Gelenks sollte noch gut erhalten sein. Ist das Gelenk erst einmal eingesteift, d.h. die Muskel-, Sehnen- und Kapselstrukturen sind verkürzt, dann ist das Gelenk auch nach der Behandlung nicht sofort voll beweglich, und diese Einschränkung muss nach der Operation aufwändig therapiert werden. Ist ein Patient jedoch in einem guten muskulären Trainingszustand, so kann er die von ihm vorher durchgeführten Sportarten teilweise uneingeschränkt oder, je nach Sportart, etwas reduziert weiter betreiben. Es ist sinnvoll, die Mondphasen bei der Festlegung des OP-Termins zu beachten.

Individuelle Beratung und Verhaltensempfehlungen
Jeder Patient und jede Patientin sollten individuell betrachtet werden und die Empfehlungen, die man gibt, müssen auf die individuelle Leistungsfähigkeit und muskuläre Funktionsfähigkeit der Patienten zugeschnitten sein. Welche Sportarten für Patienten mit Gelenk-Endoprothesen geeignet

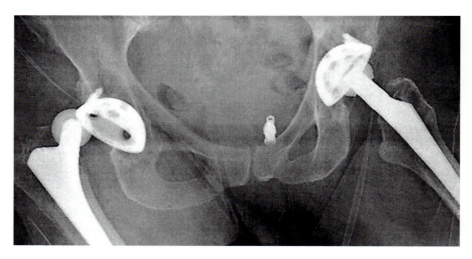

Luxation der Endoprothese rechts

sind und was sie bei sportlichen Aktivitäten beachten müssen, ist auf Seite 61 beschrieben.

Schmerzen in der Lumbalregion
Nicht selten treten nach solchen Eingriffen mehr oder weniger starke Schmerzen in der Lumbalregion auf, die ihre Ursache in der durch die Operation veränderten Statik haben. Diese Beschwerden können mit einer minimalen Absatzkorrektur häufig günstig beeinflusst werden.

Aus der Praxis
■ Einem gut trainierten 70-jährigen Patienten wurde Mitte Oktober wegen einer Coxarthrose eine Totalendoprothese an der linken Hüfte implantiert. An Weihnachten des gleichen Jahres konnte er auf Skitour gehen. ■

Hüftgelenk 73

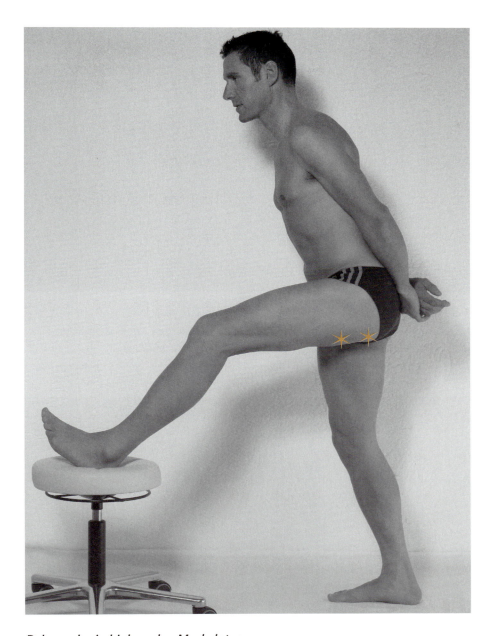

Dehnen der ischiokruralen Muskulatur
Beim Dehnen der ischiokruralen Muskulatur kann ein heftiger Dehnschmerz am Tuber ischiadicum ein diagnostischer Hinweis auf eine Zerrung der dort ansetzenden Oberschenkelbeuger sein. Immer im Seitenvergleich testen!

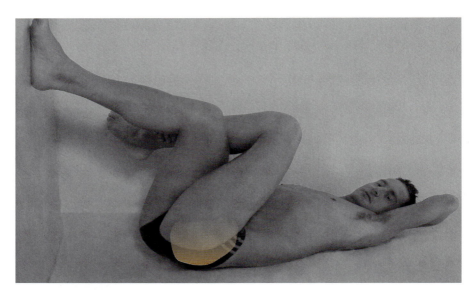

Dehnen Hüftregion
Richtiges Dehnen bei Arthromuskulären Funktionsstörungen, Engpasssyndromen ums Hüftgelenk und Verkürzungen der ischiocruralen Muskulatur.
Der Patient muss fühlen, dass der Dehneffekt im Zielgebiet landet! Seitenvergleich!

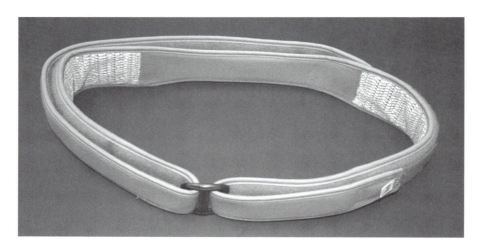

SI-Loc (Sacrum-Ileum-Loc)
Hauptindikationen sind Symphysenläsionen, Insertionstendinitiden und Instabilität nach Schwangerschaft, um durch Fixierung des Beckens früher mit leichtem Training beginnen zu können.

Wirbelsäule

Blockaden oder Fehlstellungen verschiedener Wirbelkörper provozieren nicht nur schmerzhafte Bewegungseinschränkungen in den betreffenden Bereichen der Wirbelsäule, sondern sind häufig auch verantwortlich für ausstrahlende Beschwerden in die zugeordneten Segmente. Dabei sind der zervikothorakale Übergang, der Zenith der Kyphose der Brustwirbelsäule und natürlich auch die Lendenwirbelsäule mit ihren muskulären und nervalen Verbindungen in den ischiokruralen Bereich besonders anfällig.

Die Auswirkungen von Wirbelverschiebungen auf die Funktion des Bewegungsapparates sind bekannt. Man sollte darüber hinaus nicht übersehen, dass jeder Wirbel eine Zuordnung zu inneren Organen hat und deren Funktion nachhaltig irritieren kann. Viele in der folgenden Tabelle (s. Seite 76 und 77) aufgeführten Beschwerdebilder können nicht nur durch chiropraktische Manipulationen behoben werden. Die dargestellten Zuordnungen sollten jedoch stets in das therapeutische Konzept integriert werden.

Aus der Praxis
■ Seit einigen Jahren gibt es im Skisprung-Weltcup einen Body-Mass-Index, der die Länge der Sprungski reglementiert. Zum besseren Verständnis: je länger der Ski, desto günstiger die Flugeigenschaften. Die weitesten Flüge liegen zurzeit knapp unter 240 m.

Zur Kontrolle werden die Athleten zwei- bis dreimal jährlich gewogen und gemessen. Ein Patient – Weltklasseskispringer – könnte einen fünf Zentimeter längeren Ski springen, wenn er 183 cm groß wäre. Er war aber nur 180,8 cm.

Es wurden alle Möglichkeiten genutzt. Vor dem Maßtag viel trinken, nicht trainieren und den ganzen Tag liegen. Mein Beitrag bestand darin, alle möglichen chiropraktischen und osteopathischen Traktionstechniken anzuwenden. Besonders fokusierte ich seinen fixierten habituellen Morbus Scheuermann als therapeutischen Angriffspunkt.

Das Ergebnis war sensationell und trotzdem enttäuschend. Die internationale Messkommission fixierte 182,8 cm. Es gelang tatsächlich den Patienten 2 cm zu vergrößern und trotzdem fehlten 2 mm zu unserem erklärten Ziel, einen längeren Ski springen zu dürfen. ■

Wirbelsäule – Bezug Wirbel und innere Organe

Atlas (C1)	Kopfschmerzen, Bluthochdruck, Migräne, Gedächtnisschwund, chronische Müdigkeit, Schwindel
Axis (C2)	Nebenhöhlenbeschwerden, Polypen, Augenleiden, Taubheit, Ohrenschmerzen
3. Halswirbel (C3)	Gesichtsnervenschmerzen, Pickel, Akne, Ohrensausen, Zahnschmerzen, schlechte Zähne, Karies, Zahnbluten, Neuralgie, Tinnitus (Ohrgeräusche)
4. Halswirbel (C4)	Dauerschnupfen, Gehörverlust, aufgesprungene Lippen, verkrampfte Lippenmuskeln, Polypen, Katarrh
5. Halswirbel (C5)	Heiserkeit, Halsschmerzen, chronische Erkältung, Kehlkopfentzündung
6. Halswirbel (C6)	Mandelentzündung, Krupp, steifes Genick, Oberarmschmerzen, Keuchhusten, Kropf
7. Halswirbel (C7)	Schilddrüsenerkrankungen, Erkältung, Schleimbeutel-Erkrankungen in der Schulter, Depressionen, Ängste
1. Brustwirbel (Th1)	Schulterschmerzen, Nackenverkrampfung, Schmerzen in Unterarm und Hand, Sehnenscheidenentzündung im Unterarm, Tennisarm, pelziges Gefühl in den Fingern/Händen
2. Brustwirbel (Th2)	Herzbeschwerden, Rhythmusstörungen, Ängste, Schmerzen im Brustbein
3. Brustwirbel (Th3)	Bronchitis, Grippe, Rippenfellentzündung, Lungenentzündung, Husten, Atembeschwerden, Störung im Brustbereich, Asthma
4. Brustwirbel (TH4)	Gallenleiden, Gallensteine, Gelbsucht, seitliche Kopfschmerzen (vom Gallenblasenmeridian)
5. Brustwirbel (Th5)	Leberstörungen, niedriger Blutdruck, Blutarmut, Müdigkeit, Gürtelrose, Kreislaufschwäche, Arthritis

BRUSTWIRBEL	6. Brustwirbel (Th 6)	Magenbeschwerden, Verdauungsstörungen, Sodbrennen, Diabetes mellitus, Pankreasstörungen
	7. Brustwirbel (Th 7)	Zwölffingerdarmgeschwüre, Magenbeschwerden, Schluckauf, Störungen des Wirbels über längere Zeit, z.B. Vitaminmangel, Schwächegefühl
	8. Brustwirbel (Th 8)	Milzprobleme, Abwehrschwäche
	9. Brustwirbel (Th 9)	Allergien, Nesselausschläge
	10. Brustwirbel (Th10)	Nierenprobleme, unzureichende Salzausscheidung, Arterienverkalkung, chronische Müdigkeit
	11. Brustwirbel (Th11)	Hauterkrankungen wie Akne, Pickel, Ekzeme, Furunkel, raue Haut, Schuppenflechte
	12. Brustwirbel (Th12)	Dünndarmprobleme, Blähungen, Rheuma, Wachstumsstörungen, Unfruchtbarkeit
LENDENWIRBEL	1. Lendenwirbel (L1)	Dickdarmstörungen, Darmdurchblutungsstörungen, Verstopfung, Durchfall, Darmträgheit
	2. Lendenwirbel (L2)	Blinddarmreizung, Krämpfe im Bauch, Übersäuerung, Krampfadern
	3. Lendenwirbel (L3)	Schwangerschaftsstörungen, Menstruationsbeschwerden, Wechseljahrprobleme, Blasenleiden, Knieschmerzen (hängt häufig mit der Blase zusammen), Impotenz, Bettnässen
	4. Lendenwirbel (L4)	Ischias, Hexenschuss, Prostatastörungen, schmerzhaftes oder zu häufiges Harnlassen
	5. Lendenwirbel (L5)	Durchblutungsstörungen Unterschenkel und Füße, kalte Füße, Wadenkrämpfe, Schwellungen Füße und Beine
	Kreuzbein	Ischialgie, Unterleibsprobleme, chronische Verstopfung, Schmerzen in Beinen und Füßen
	Steißbein	Hämorrhoiden, Afterjucken, Schmerzen beim Sitzen

Halswirbelsäule

Besonderes Augenmerk gilt einer eventuellen Fehlstellung der Atlas-Axis-Gelenkverbindung und des zervikothorakalen Übergangs. Sie zu diagnostizieren und wenn erforderlich richtig zu therapieren setzt jedoch fundierte anatomische Kenntnisse und eine exakte Ausbildung des Behandlers auf diesem Gebiet voraus. Mit großer Sorgfalt ist zu beachten, dass bei chiropraktischen Manipulationen nie das Lumen des Spinalkanals komprimiert wird und keine Gefäße verletzt werden.

Nach Unfällen oder bei unklarer Symptomatik sollte man sich radiologisch absichern.

Atlas-Axis-Dislokationen können sowohl die Funktion der gesamten Wirbelsäule als auch der verschiedensten Organe beeinflussen, die segmental gar nicht zugeordnet werden können.

Fehlstellungen von C3 und C4 können mitverantwortlich für folgende Krankheitsbilder sein:
- chronische Kopfschmerzen
- rezidivierende Sinusitiden
- zervicaler Vertigo
- Tinnitus

Blockaden des zervikothorakalen Übergangs C6, C7, TH1, TH2 sollten bei folgenden Beschwerden kontrolliert und wenn erforderlich mittherapiert werden:
- Insertionstendopathien an den Ellbogengelenken (Tennis- oder Golfarm)
- Brachialneuralgien
- Bewegungseinschränkung der Halswirbelsäule, therapieresistente Verkrampfungen der Nackenmuskulatur
- Paraesthesien der Hände
  DD: Karpaltunnel-Kompression
- Atembeschwerden

Parästhesien der Arme werden häufig durch eine Blockade im zervikothorakalen Übergang ausgelöst, die einen reflektorisch hohen Tonus der Trapeziusmuskulatur zur Folge hat. In dieser „Etage" sind chiropraktische Manipulationen in Verbindung mit manuellen Weichteiltechniken und gezielten Injektionen sehr wirkungsvoll.

Bei Injektionen in verhärtete Muskelgruppen und bei Neigung zu Krämpfen gilt: Injektionen in die betreffenden Triggerpunkte und die dadurch erfolgte Platzierung der Wirkstoffe in defizitär ernährte Muskelgruppen ist der oralen Therapie weit überlegen. Wobei die orale Applikation flankierend immer sinnvoll ist.

Empfohlene Injektionsmischung auf 2–3 Einstichstellen verteilen: 2–5 ml Magnesium (Magnesium Diasporal 2 mmol oder magnerot 500) + 5 ml Lactopurum + 2 ml veno-loges + 1–2ml 1%iges Procain oder Lidocain.

Aus der Praxis

■ Vor einem großen Biathlon-Weltcup-Wochenende reiste ich zu der von mir flankierend betreuten österreichischen Mannschaft an, um alle Athleten, wenn erforderlich noch mal zu behandeln. Nach getaner Arbeit ruft spät abends der Trainer der Schweizer Nationalmannschaft an und bittet mich doch noch einen Patienten aus seinem Team dranzunehmen. Er leide an einer Nervenentzündung, habe starke Schmerzen im Bereich der Halswirbelsäule und könne morgen nicht starten. Selbstverständlich kam ich seiner Bitte nach und behandelte den angeschlagenen Athleten als letzten Patienten.

Am nächsten Tag startete der Eidgenosse mit einer der letzten Nummern, belegte mit einer beeindruckenden Leistung den 3. Platz und verdrängte den Bestplatzierten der von mir betreuten Österreicher auf Platz 4. Es war die beste Platzierung, die ein Schweizer Biathlet im Weltcup je erreichte und wurde von der Presse gebührend honoriert.

Ich nahm alle Schuld auf mich und werde immer wieder schmunzelnd auf diese Episode angesprochen. ■

Brustwirbelsäule

Wirbelblockaden im Bereich der Brustwirbelsäule können Fehlfunktionen auslösen, die häufig therapeutisch vernachlässigt werden. Sie zu therapieren ist besonders wichtig, da die Brustwirbelsäule und die Atmung eng miteinander verbunden sind. Blockaden einzelner Wirbelkörper der Brustwirbelsäule können die Sauerstoffzufuhr des gesamten Bewegungsapparats beeinflussen und für Funktionsstörungen des Herzens mitverantwortlich sein. Sind diese Blockaden vergesellschaftet mit einem Zwerchfellhochstand, so kann es zu Herzrhythmusstörungen kommen.

Hier bieten sich verschiedene osteopathische und chiropraktische Techniken an, mit denen man diese Probleme oft souverän lösen kann. Bei einem Zwerchfellhochstand (Roemheld) sollte die dafür verantwortliche Störung des Verdauungstraktes mitbehandelt werden. Ferner muss stets auf eine funktionsfähige Atemmuskulatur und eine gut funktionierende thorakoscapuläre Mobilität geachtet werden.

Lendenwirbelsäule / Iliosakralgelenke

Beschwerden der Lendenwirbelsäule sind bei weitem nicht nur durch Fehlstellungen einzelner Wirbelkörper oder Bandscheibenvorwölbungen bedingt. Häufig handelt es sich um Zerrungen und Überdehnungen der paravertebralen Muskulatur, um posttraumatische Fibrosen im Bereich der Iliosakralgelenke und des Os sacrum sowie um statische Fehlstellungen und muskuläre Dysbalancen.

Nicht selten ist diese Problematik abhängig von der Mobilität und Dynamik der gesamten Wirbelsäule. Nicht nur eventuell vorhandene Blockaden, Fehlstellungen und Beinlängendifferenzen sind zu beachten. Häufig sind versteckte Blockaden in anderen Segmenten verantwortlich dafür, dass die statische Belastung nicht gepuffert wird, sondern gebündelt in den Segmenten L4/L5/S1 landet und zu chronischen Schmerzen und vorzeitiger Abnützung in diesem Bereich führen kann. Besonders intervertebrale Funktionsstörungen im thorakolumbalen Übergang (Lumbaler Scheuermann) mit seinem begleitenden paravertebralen Muskelhypertonus sind diagnostisch und therapeutisch zu beachten.

Schmerzen im Bereich der Iliosakralgelenke werden häufig durch Fibrosen ausgelöst. Wir erleben immer wieder, dass Stürze auf den Rücken, auf die Lendenwirbelsäule, auf das Sacrum, die oft Jahre zurückliegen, Hämatome verursacht haben, die sich zu schmerzhaften Fibrosen entwickeln. Sie verursachen häufig gravierende und hartnäckige Beschwerden, die radiologisch oft nicht nachweisbar sind.

Die Behandlung erfolgt nach dem bewährten Schema: Palpationsdiagnostik, manuelle Therapie, Injektions- und Entgiftungstherapie
- mit rechtsdrehender Milchsäure, z.B. Lactopurum, Traumeel, aconitrop, 1 ml 1%iges Procain oder Lidocain; man kann diese Präparate auch als Mischinjektion einsetzen, dies obliegt der Erfahrung und Eigenverantwortung jedes Therapeuten. (s. auch Kapitel Fibrosen, Seite 34)

Da das ganzheitliche Behandlungsprinzip für uns immer ein Leitfaden ist, sollte hier auch eine *adäquate Entgiftungstherapie* durchgeführt werden, die fibrosierende Ablagerungen löst und aus dem Körper ausgeschwemmt werden.
Die Entgiftungsprogramme z.B. der Firmen Heel, Pascoe, Phönix und Pflüger haben einen wichtigen therapeutischen Stellenwert und bewähren sich in unserer Praxis seit Jahrzehnten.

Verletzungen

Bei Verletzungen im Bereich der Wirbelsäule kann es in Abhängigkeit von der Schwere des Unfallhergangs zur Traumatisierung folgender Strukturen kommen:
- Muskeln und Bänder: einfache Prellungen und Zerrungen
- kleine Wirbelgelenke
- Wirbel: Verrenkungen einzelner Wirbel, Abbrüche der Wirbelkörperkanten, schwere Wirbelfrakturen

Ernste Komplikationen drohen durch die enge Nachbarschaft zum Rückenmark bzw. zu den einzelnen Abgängen der Nervenstränge. Nicht nur für Laien ist es oftmals sehr schwierig bis unmöglich, vor Ort den Schweregrad einer Wirbelsäulenverletzung genau zu beurteilen. Deshalb sollte man auch hier keinesfalls auf Röntgenaufnahmen bzw. weitergehende radiologische Informationen verzichten und im Akutfall vor Ort für einen schonenden Abtransport sorgen.
Eine gut funktionierende Muskulatur ist ein relativ sicherer Schutz vor

einer Gelenk-, Band- oder Wirbelsäulenverletzung. Die Muskulatur muss nicht voluminös, sie muss funktionsfähig sein.

Bandscheiben-OP

Durch die moderne bildgebende Diagnostik (MRT) können Bandscheibenvorfälle klar dokumentiert werden. Wir erleben jedoch immer wieder, dass Patienten trotz massiver nachgewiesener Stenosen des Wirbelkanals nahezu schmerzfrei sind. Bei eindeutiger Operationsindikation, die bei neurologischen Ausfällen im betreffenden Segment gegeben ist, sollte man mit einem chirurgischen Eingriff nicht zu lange warten. Bei passender Indikation werden Bandscheibenoperationen minimal invasiv mit gutem Erfolg durchgeführt. Alternativ zur Operation verzeichnen Fachärzte auch mit gezielten Infiltrationen kortisonhaltiger Injektionspräparate gute Erfolge.

Empfehlungen zur Prävention von Wirbelsäulenbeschwerden

Wichtiger Bestandteil unserer Therapie ist natürlich auch die Vorbeugung. Hier muss ins Trainingsgeschehen und in die Trainingssteuerung mit eingegriffen werden, und dem Sportler müssen sinnvolle Empfehlungen gegeben werden: Leichtes Bergauf-Laufen z.B. ist statisch entlastender als Laufen in der Ebene oder auch Bergab-Laufen mit statisch ungleich höherer Belastung. Das gilt für jüngere und für ältere Freizeitsportler. Es ist immer wichtig, dass der Sportler ein Körpergefühl entwickelt, sodass er selbst mit entscheiden kann, was ihm gut tut und was nicht.

Unser besonderes Augenmerk sollten wir auf jugendliche Sportler legen. Ihre Wirbelsäule sollte gut durchmineralisiert sein und das Training entsprechend dosiert und auf den jeweiligen Athleten zugeschnitten werden.

- Die Bauchmuskulatur hat als Stützfaktor nicht nur für die Lendenwirbelsäule einen hohen Stellenwert, der häufig unterschätzt wird. Während die Rückenmuskulatur zur Verkrampfung neigt, verändert sich die Bauchmuskulatur stets atonisch, besonders nach Schwangerschaften und Operationen. Regelmäßiges Training dieser Muskelgruppen ist dringend erforderlich und muss so durchgeführt werden, dass keine Hebelwirkung

auf die Lendenwirbelsäule entsteht.
- Jeder Muskel, der auftrainiert wird, muss auch adäquat gedehnt werden.
- Schmerzsignale müssen beachtet werden.
- Alle Sportarten, die die Statik nicht zu stark belasten, sind für Wirbelsäulenpatienten empfehlenswert. Dazu gehören Schwimmen, insbesondere Rückenschwimmen, Skilanglauf und Radfahren.

Übungen die zur Kräftigung der Muskulatur empfohlen und von Patienten selbst durchgeführt werden, sollten stets dem Beschwerdebild des Patienten angepasst sein.

Dabei muss berücksichtigt werden, ob es sich um ein akutes oder chronisches Problem handelt. Außerdem müssen die Übungen der Reaktionslage, dem Muskeltonus und der Schmerzsymptomatik angepasst werden. Zum Beispiel darf Bauchmuskeltraining nie Hebelwirkungen im Bereich der Lendenwirbelsäule auslösen. Viel zu häufig wird Patienten mit ausreichend kräftiger Rückenmuskulatur zusätzliches Muskelaufbautraining empfohlen. Hier wäre es sinnvoller, die Funktionsfähigkeit der Antagonisten, also der Bauchmuskulatur, zu kontrollieren und eventuell vorhandene Narbenstörfelder zu therapieren.

Aus der Praxis
■ In der bekannten TV-Sendung „Die Sprechstunde" präsentiert ein noch bekannterer Sportler, er war mehrfacher Olympiasieger im Rennrodeln, Übungen zur Stabilisierung der Rumpfmuskulatur bei chronischen Schmerzen in der Lumbalregion. Ich dachte mir beim Zusehen: Da muss man wirklich topfit sein um das auszuhalten.

Einige Tage später ruft mich der betreffende Athlet an und bittet mich um einen schnellen Termin, weil er sich in einer Fernsehsendung bei Übungen zur Stabilisierung der Rumpfmuskulatur so sein Kreuz „verrissen" hat, dass er sich nicht mehr rühren kann. Es pressiert auch deshalb, weil er die gleichen Übungen ein paar Tage später bei RTL in Hannover zeigen sollte. Wir einigten uns, die Entscheidung war natürlich weiß-blau koloriert, dass er in Norddeutschland noch einmal auftritt, dann aber diese sinnlosen Übungen bitte schön in Zukunft bleiben lässt. ■

Ellbogen

Tennisellbogen (Epicondylitis radialis) und Golfer- oder Werferellbogen (Epicondylitis ulnaris)

Die Bezeichnungen für die beiden Beschwerdebilder sind dadurch entstanden, dass überwiegend die genannten Sportarten für die Symptomatik verantwortlich sein können. Aber auch einseitige handwerkliche Tätigkeiten, schweres Heben oder andere Freizeitbeschäftigungen, z.B. Malern oder Heckeschneiden, können die mit diesen Bezeichnungen verbundenen Beschwerden auslösen.

Durch die oben erwähnten Ursachen kann es zu einer schmerzhaften Entzündung des betreffenden Sehnenansatzes (Tendoperiostitis) und der Knochenhaut (Periostitis) kommen. Häufig geht mit dem Beschwerdebild auch eine Verhärtung und Verkürzung der am betreffenden Epicondylus ansetzenden Unterarmmuskulatur einher.

Diagnostik

Diagnostik bei Verdacht auf Epicondylitis radialis
- Schmerzpalpation im Seitenvergleich
- Funktionsdiagnostik:

Streckbewegung des Handgelenks gegen Widerstand nach oben (Dorsalflexion) bei gestrecktem Ellbogen. Das löst am lateralen Epicondylus je nach Schweregrad der Entzündung einen heftigen Schmerz aus, der in die Unterarmstreckseite zieht.

Diagnostik bei Verdacht auf Epicondylitis ulnaris
- Schmerzpalpation im Seitenvergleich
- Funktionsdiagnostik:

Beugung des Handgelenks nach unten (Palmarflexion) gegen Widerstand bei gestrecktem Ellbogen. Das verursacht Schmerzen am medialen Epicondylus, die in die Unterarmbeugeseite ziehen.

Therapie

- Streckdefizite des Ellbogengelenks beruhen häufig auf mechanischen Fehlstellungen dieser komplizierten Gelenkkonstruktion und sollten dringend manuell korrigiert werden. Dabei sollten die beiden Gelenkpartner Olekranon und Fossa olecrani harmonisch ineinandergleiten. Freie Gelenkkörper können ebenfalls für Streckdefizite verantwortlich sein. Die seltenere Variante der Hypermobilität des Ellbogengelenks sollte nicht durch zusätzliches Mobilisieren ungünstig beeinflusst werden.
- manuell detonisierende und regenerierende Behandlung der betreffenden Unterarmmuskulatur und der Muskeln im Segment
- chiropraktische Kontrolle der HWS
- Injektionen, sowohl an Triggerpunkte der Unterarmmuskulatur als auch im Bereich des Übergangs Sehne-Periost-Sehne (s. Abbildung Seite 86ff). Präparate: z.B. Hewetraumen, Panalgan, Lactopurum, Allya, aconitrop; die Beimengung von 1ml 1%igem Lidocain oder Procain hat sich seit Jahrzehnten bestens bewährt.
- Beherdete Tonsillen und Zähne dürfen nicht übersehen werden. Entgiftende Injektionen an die Tonsillen sind flankierend immer sinnvoll (s. Abbildung Seite 156)
- Enzyme, z.B. Phlogenzym oder Traumanase forte
- wenn erforderlich, Harnsäure ausschwemmen

Hausaufgabe für den Patienten:
- begleitendes, dosiertes Dehnen der zum betreffenden Epikondylus führenden Unterarmmuskulatur.
- Salbenverbände mit Traumaplant, Kytta-Plasma und Quarkumschläge (feuchte Kammer) nicht länger als 30 Minuten

Verhaltensempfehlungen
Alle Bewegungen die nicht schmerzhaft sind, sind erlaubt!
Keine extremen thermischen Reize!

Flankierend zu beachten sind immer:
- Irritationen durch Blockaden der Halswirbelsäule und besonders am zervikothorakalen Übergang
- Funktionsstörungen des Schultergelenks

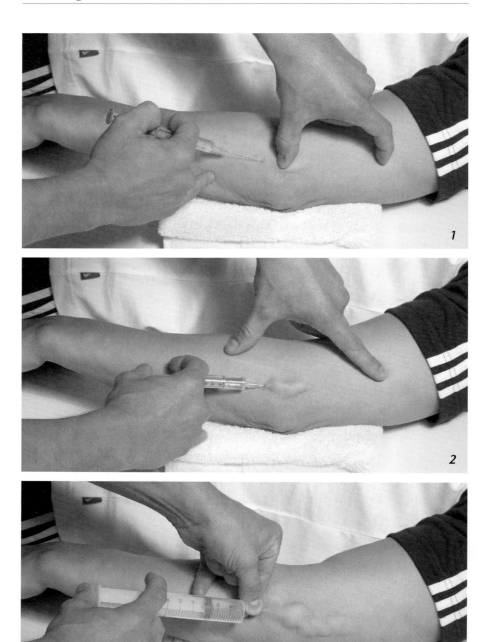

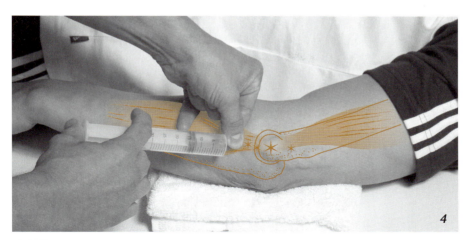

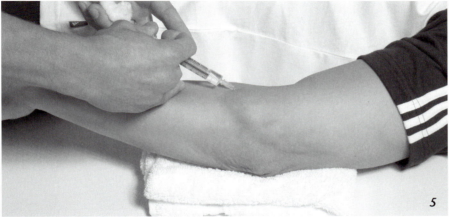

Epicondylus humeri radialis (Tennisellbogen)

Abb. 1-4: Nadellänge: 0,50 x 40 mm – Injektion bei liegendem Patienten
Injektionstechnik: Einstich im spitzen Winkel ca. zwei Zentimeter distal des schmerzhaften Epicondylus radialis in die Ansatzsehne der Unterarmstrecker; nicht in sondern über das Periost in die proximalen Sehnenstrukturen (Sehne-Periost-Sehne). Bei liegender Nadel anschließend 20ml O_3; am Tag der Behandlung und einen Tag danach keine Belastung des Gelenks;
Injektionintervalle: 1-2x wöchentlich, nach Besserung 8–14tägig
Empfohlene Injektionspräparate: Hewetraumen, Lactopurum, Panalgan, aconitrop; die Beimengung von 1ml Procain oder Lidocain ist therapeutisch sinnvoll.
Abb. 5: Triggerpunkt mit höchster Druckdolenz am Unterarmstrecker

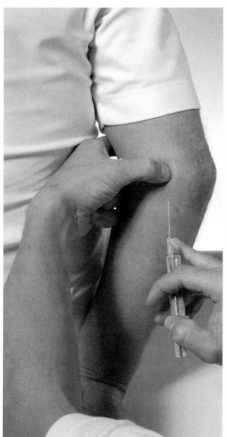
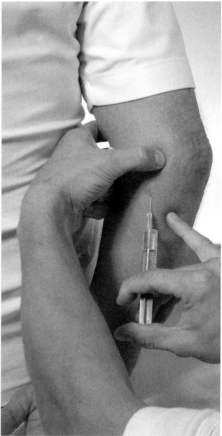

Epicondylus humeri ulnaris (Golferellbogen)
Nadellänge: 0,50 x 40 mm
Injektion im Sitzen, Behandler sitzt hinter dem Patienten
Injektionstechnik: Einstich im spitzen Winkel ca. zwei Zentimeter distal des schmerzhaften Epicondylus ulnaris in die Ansatzsehne der Unterarmbeuger; nicht in sondern über das Periost in die proximalen Sehnenstrukturen (Sehne-Periost-Sehne). Bei liegender Nadel anschließend 20ml O_3; am Tag der Behandlung und einen Tag danach keine Belastung des Gelenks;
Injektionintervalle: 1-2x wöchentlich, nach Besserung 8-14tägig
Empfohlene Injektionspräparate: Hewetraumen, Lactopurum, Panalgan, aconitrop; die Beimengung von 1ml Procain oder Lidocain ist therapeutisch sinnvoll.

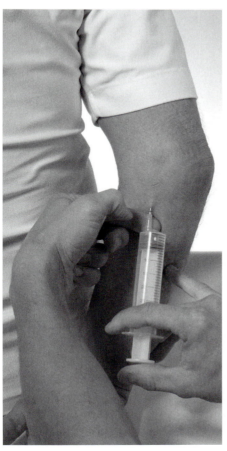 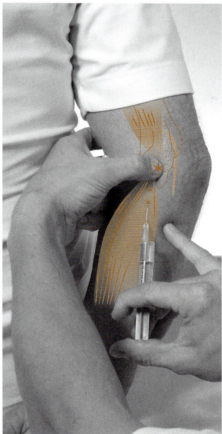

- beherdete Zähne und Tonsillen
- erhöhte Harnsäure
- muskuläre Dysbalancen

Wärme oder Kälte?
Starke thermische Reize sind nicht sinnvoll. Häufig kann der Patient recht gut beurteilen, ob ihm Wärme oder Kälte besser bekommt. Die Einschätzung des Patienten sollte unbedingt ernst genommen werden. Wenn das Beschwerdebild bei leichter Bewegung besser wird, ist dosierte Wärmeanwendung besser, um in den schlecht durchbluteten Faszien und Sehnen die Mikrozirkulation und dadurch den Heilungsprozess anzuregen.

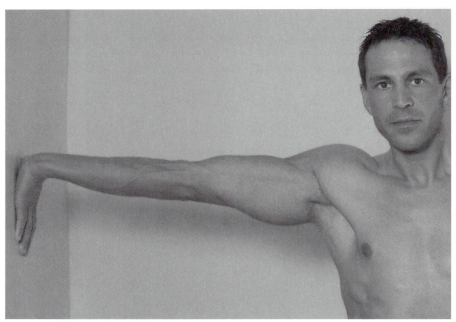

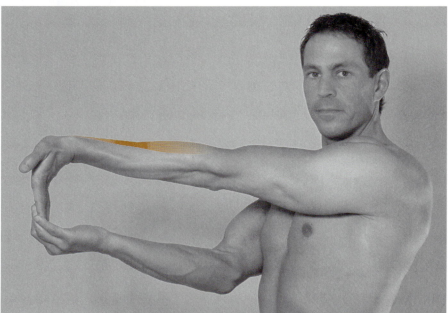

Dehnen Unterarm
Richtiges Dehnen der Streckmuskulatur des Unterarms bei Epicondylitis radialis

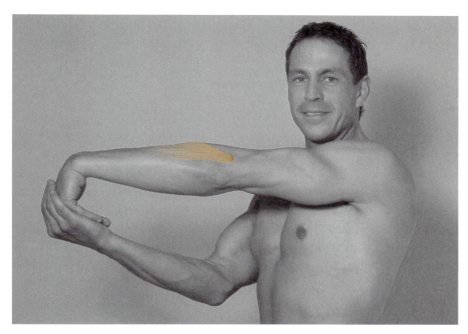

Dehnen Unterarm
Richtiges Dehnen der Beugemuskulatur des Unterarms bei Epicondylitis ulnaris

Behandlungsintervalle: Je nach Behandlungsreaktion ein- bis zweimal wöchentlich. Nach Besserung die Abstände vergrößern. Nicht übertherapieren!

Wichtig ist eine möglichst präzise Empfehlung an den Patienten, welche Belastungen während der Behandlungszeit sinnvoll sind. Wenn die Schmerzsymptomatik während einer Belastung abnimmt, ist diese „Belastung" einer absoluten Ruhigstellung vorzuziehen.

Handgelenk

Läsionen von Kapsel-Band-Strukturen

Diagnostik
Bei Verletzungen des Handgelenks ist eine exakte Funktionsprüfung und Schmerzpalpation, immer im Seitenvergleich, Voraussetzung für jede anschließend durchgeführte Therapie. Auch bei harmlosen Stürzen sollte man an eine knöcherne Verletzung denken und sich radiologisch absichern. Häufig sind es jedoch Läsionen von gelenknahen Kapsel-Band-Strukturen, die für zum Teil hartnäckige Beschwerden verantwortlich sind und sich auch durch operative Eingriffe nicht beheben lassen.

Das Mosaik von acht Handwurzelknochen wird dorsal und volar von einer Vielzahl von Sehnen umgeben, die wiederum in mehrere Sehnenfächer eingebunden sind. Anhand dieser anatomischen Verhältnisse erkennt man unschwer, dass Weichteil- und knöcherne Strukturen funktionell untrennbar miteinander verbunden sind. Die folgenden Funktionstests sollten durchgeführt werden:

- Flexion (Volarflexion)
- Extension (Dorsalflexion)
- Abduktion (Ulnardeviation)
- Adduktion (Radialdeviation)
- Pronation
- Supination

Die Tests sollten passiv und aktiv und gegebenenfalls als Widerstandstests durchgeführt werden. Auch eine gewissenhafte Anamnese erleichtert häufig die Diagnose.

Wichtige palpatorische Orientierungspunkte sind der Processus styloideus ulnae und der Processus styloideus radii.

Therapie
Die Therapie dieser häufig auftretenden Adhäsionen und Verklebungen der Sehnen sowohl am Periost als auch in den Sehnenfächern erfolgt manuell durch Traktionen und Mobilisation der verklebten Strukturen und durch

richtig dosierte Weichteiltechniken. Ferner muss die Unterarmmuskulatur detonisiert und vorhandene Myogelosen therapiert werden. Richtig durchgeführte Injektionen (s. Abbildungen Seite 96 – 99) und Salbenverbände ergänzen die Therapie wirkungsvoll.

Schlecht sitzende Gipsmanschetten verursachen Druckstellen, gehäuft am distalen Ulnarköpfchen (Caput ulnae). Diese Druckstellen sind für schmerzhafte Periostosen und Kompressionssyndrome verantwortlich. Besonders bei hartnäckigen, schmerzhaften Einschränkungen der Pronation und Supination des Handgelenks sind hier die Ursachen zu suchen und häufig zu finden. Ähnliches gilt für Druckstellen und Verklebungen der Daumenstrecksehne (Sehne des M. abductor pollicis longus) am Processus styloideus radii (Morbus de Quervain); Bestätigung durch Finkelsteintest.

Tendovaginitis

Diagnostik
Sehnenscheidenentzündungen entstehen fast ausschließlich an der Streckseite des Unterarms proximal des Handwurzelgelenks im Bereich der durch die Sehnenfächer gebündelten Strecksehnen. Das typische Krepitieren (Schneeballknirschen) bei Plantar- und Dorsalflexion des Handgelenks erleichtert und bestätigt die richtige Diagnose. Das gilt ebenso für Tendovaginitiden proximal des Sprunggelenks im Bereich der Sehne des M. tibialis anterior.

Therapie
Manuelles Detonisieren der Muskelgruppen, deren Sehnenscheiden entzündet sind. Auf den entzündeten Sehnenscheiden sollte man nur leicht ausstreichen, um den Abtransport von Gewebsschlackenstoffen zu aktivieren, dabei aber die entzündeten Strukturen nicht zu reizen.

Salbenverbände z.B. mit Kytta-Plasma, Traumaplantsalbe, Traumeelsalbe, Reparil-Gel und Quarkumschläge. Diese sollten jedoch nach spätestens 30 Minuten gewechselt werden, sonst tritt eine Umkehrwirkung ein. Beachte: Salbenverbände bei Sehnenscheidenentzündungen stets locker anlegen, damit in diesem Engpassbereich keine zusätzliche Kompression entsteht!

Wichtig ist die Verordnung entzündungshemmender Enzyme, z.B. Bromelain-POS, Phlogenzym, Traumanase forte.

Sehr wirkungsvoll sind ergänzende Injektionen zwei- bis dreimal wöchentlich, technisch richtig durchgeführt in oder an die krepitierenden Sehnenscheiden. Dabei muss darauf geachtet werden, dass sich das Präparat entlang der Sehnenscheiden im Zielgebiet gut verteilt.

Als Injektionspräparate werden Lactopurum oder die Kombination Traumeel gemischt mit aconitrop empfohlen. Die Beimengung von 1ml 1%igem Procain oder Lidocain hat sich bestens bewährt. Anschließend bei liegender Nadel 10-20 ml Ozon 7 γ injizieren, um Verklebungen zu lösen und den Heilungsprozess zu aktivieren.

Trotz vieler therapeutischer Möglichkeiten, die dazu beitragen, den Heilungsprozess zu verkürzen, sollten die schmerzhaften Strukturen 8–14 Tage lang geschont werden.

Verletzungen des Daumenmittel- und Grundgelenks (Articulatio carpometacarpalis pollicis)

Diese Verletzungen gehen immer mit Zerrungen, Einblutungen oder Mikrorupturen der betreffenden Kapsel-Band-Strukturen einher. Bevor die erforderliche Ruhestellung erfolgt, sollte man sich jedoch stets vergewissern, dass das verletzte Gelenk nicht verrenkt ist und in einer eventuellen Fehlstellung fixiert wird. In diesem Fall ist gekonntes manuelles Reponieren gefragt.

Verschiedene moderne Mittelhand- und Daumenorthesen sind bei Hand- und Daumengelenkverletzungen eine wertvolle, unverzichtbare Hilfe und ersetzen häufig aufwendige Tape-Verbände. Sie gewähren Ruhestellung der Mittelhand, des Handgelenks und des Daumensattel- und Grundgelenks und beeinträchtigen die Greiffunktion und Feinmotorik kaum. Selbst bei der häufigsten gelenknahen Fraktur, der distalen Radiusfraktur, bieten sie auch nach erforderlichem chirurgischem Eingriff ausreichend Stabilität. Darüber hinaus können sie leicht entfernt werden und der Heilungsprozess kann durch Salbenverbände, Lymphdrainagen und manuelle Narbenbehandlung wesentlich beschleunigt werden. Natürlich muss man ergänzend segmental therapieren, um die Durchblutung anzuregen und die Kallusbildung zu fördern (vergleiche hierzu die Therapie von Morbus Sudeck, Seite 121).

Allopathische Antiphlogistika, die z.B. die Wirkstoffe Diclofenac oder Ibuprofen enthalten, verbessern bei fast allen gelenknahen Verletzungen die aktuelle Schmerzsymptomatik und täuschen dadurch eine schnellere Belastbarkeit des betroffenen Gelenks vor. Im akuten Schmerz- und Entzündungsstadium oder postoperativ kann die Einnahme dieser Medikamente zeitlich begrenzt flankierend sinnvoll sein. Priorität gilt jedoch immer den therapeutischen Maßnahmen, die zur Stabilisierung, Funktionsfähigkeit und Geweberegeneration beitragen. Wie bei allen Gelenk- oder gelenknahen Verletzungen muss die Funktion der benachbarten Gelenke, der Faszien und Muskeln, die das verletzte Gelenk umgeben, kontrolliert und wenn erforderlich mittherapiert werden.

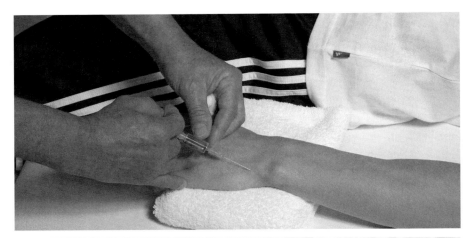
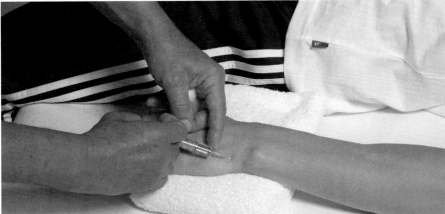
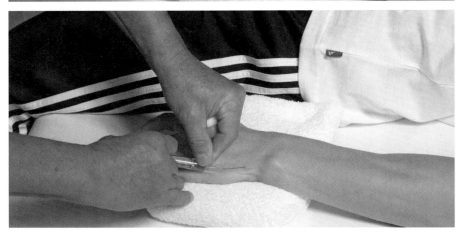

Handgelenk 97

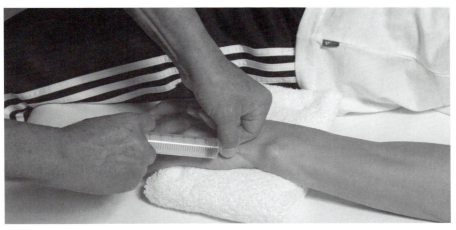

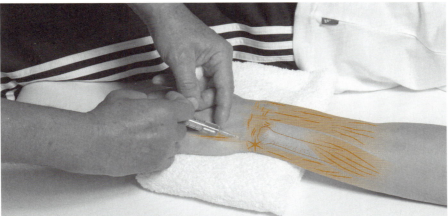

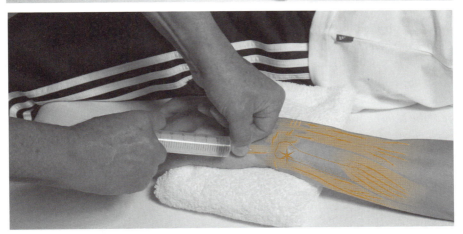

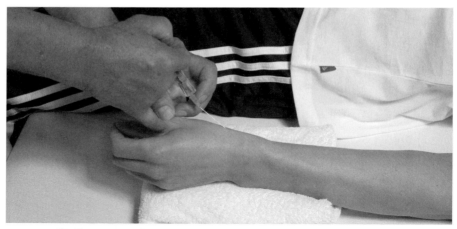

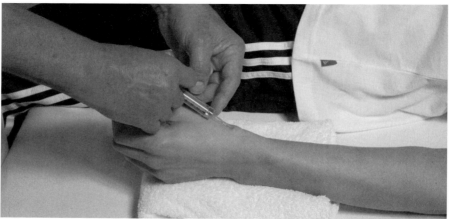

Injektion an die ulnaren Kapsel-Band-Strukturen und das distale Ulnarköpfchen (Abb. Seite 96 und 97)

Nadellänge: 0,50 x 40 mm

Injektionstechnik: Patient in Rückenlage; Injektion im spitzen Winkel ohne Periostkontakt an die ulnaren Weichteilverklebungen und 10 ml O_3; anschließend zieht man die Nadel etwas zurück, ändert den Stichkanal und flutet über das Caput ulnae nach proximal. Man sieht, wie sich während der Injektion das Präparat und das anschließend injizierte Ozon im Zielgebiet verteilt. Es kann während der Injektion zu einem erhöhten Druckschmerz kommen, der schnell abklingt.

Indikation: nach distalen Radiusfrakturen sind posttraumatische Fibrosen und Adhäsionen oft verantwortlich für Bewegungseinschränkungen des Handgelenks.

Empfohlene Injektionspräparate: Lactopurum, Traumeel, aconitrop, veno-loges

Handgelenk 99

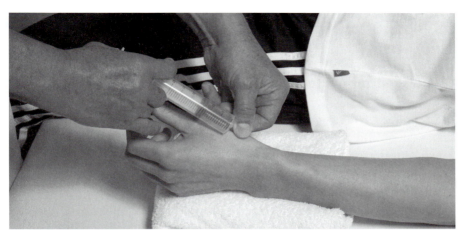

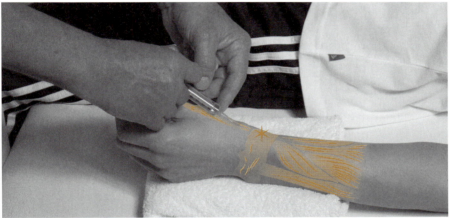

Injektion an die Daumenstrecksehne *(Abb. Seite 98 und 99)*
Nadellänge: 0,50 x 40 mm
Injektionstechnik: Patient in Rückenlage; ohne Periostkontakt!
Diagnostischer Funktionstest: Abduktion des Daumens und Ulnarflexion des Handgelenks (Finkelsteintest) gegen Widerstand sind schmerzhaft.
Empfohlene Injektionspräparate: Lactopurum, Traumeel, aconitrop, veno-loges

Schultergürtel

Grundlagen zur Anatomie und Physiologie

Die Schulter gliedert sich in vier Gelenkeinheiten:
1. Das Glenohumeralgelenk
2. Das Akromioklavikulargelenk
3. Das Sternoklavikulargelenk
4. Die thorakoskapuläre Gleitfläche.

Dies ist die Verbindung zwischen der Skapula, dem Schulterblatt, und den Rippenbögen (costae). Sie ist für die Funktion des Schultergelenks sehr wichtig und wird diagnostisch und therapeutisch häufig zu wenig beachtet.

Der Funktionsmechanismus der Schulter ist sehr kompliziert, da sie das einzige Gelenk im Körper ist, das dreiachsig ist und drei Bewegungsfreiheitsgrade aufweist. Es ist biomechanisch betrachtet kompliziert, da es ein freies Gelenk ist, das nicht wie die Hüfte knöchern verankert ist und dadurch eine sehr starke und intensive Führung hat; es ist vielmehr frei hängend und wird nur durch Muskeln, Sehnen, Bandstrukturen und die Kapsel fixiert und zentriert.

Die knöchernen Strukturen des Schultergelenks haben eine Roll-Gleit-Komponente. Beim Heben des Arms rollt das Gelenk nach oben und gleitet nach unten. Diese Komponenten des Rollens und Gleitens müssen in hundertprozentigem Einklang stehen, da es sonst zu einer Dezentrierung des Oberarmkopfes kommt und Strukturen wie Schleimbeutel, Muskeln, Sehnen und Bänder komprimiert werden. Dies kann zu chronischen Schmerzen und arthrotischen Veränderungen des Humeruskopfes führen.

Muskuläre Strukturen der Schulter
Es wird zwischen *„Stabilizern"* und *„Movern"* differenziert.

Die „Stabilizer" sind gleichzusetzen mit der Rotatorenmanschette. Diese besteht aus:
- M. supraspinatus
- M. infraspinatus
- M. teres minor
- M. subscapularis

Sie vollziehen Rotationsbewegungen im Bereich der Schulter und zentrieren den Oberarmkopf immer wieder an der Gelenkfläche. Die „Stabilizer" sind Ausdauermuskeln, die eigentlich 24 Stunden am Tag arbeiten können und bei allen Bewegungen, bzw. bevor eine Bewegung ausgeführt wird, den Oberarmkopf zentrieren.

Die „Mover" sind:
- M. deltoideus
- M. trapezius

Diese Muskeln sind letztendlich für die Bewegung verantwortlich. Sie unterliegen einer Anspannungs- und Entspannungsphase.

Dysfunktion der Stabilizer
Wenn die „Stabilizer" den Humeruskopf nicht mehr stabilisieren können – z. B. wegen einer Verletzung –, müssen die „Mover" diese Funktion mit übernehmen. Sie sind aber dazu häufig nicht in der Lage, weil sie zu schnell ermüden und irgendwann den Oberarmkopf nicht mehr zentrieren können.

Dadurch entstehen *Dysbalancen*, die zu *muskulären Verkrampfungen, Bursitiden und Sehnenansatzentzündungen* führen können. Dieses Beschwerdebild ist stets funktionell zu interpretieren und kann dementsprechend bildgebend nur unzureichend dokumentiert werden.

Sportarten mit Außenrotation
Die Außenrotation ist die verriegelte Stellung. Dies bedeutet, dass hier alle Muskel-, Sehnen-, Band- und Kapselstrukturen in sich so verwrungen sind, dass knöchern keine Bewegung im Schultergelenk möglich ist.

Werden nun diese stabilisierenden Strukturen durch Überlastung verschlissen, sind sie nicht mehr funktionsfähig und können den Humeruskopf muskulär nicht mehr stabilisieren. Das gilt besonders bei Außenrotation und Druck gegen den abgespreizten Arm nach vorn. Dadurch entstehen unerwünschte Mikrobewegungen im Schultergelenk, die häufig intraartikuläre Reizungen, Bursitiden oder Kapsel- und Sehnenansatzentzündungen, ausstrahlend in den Oberarm oder Ellbogenbereich, auslösen können.

Diagnostik

Voraussetzung für die Diagnosestellung ist eine fundierte Kenntnis der Anatomie und Physiologie des Schultergelenks. Muskelfunktionstests in alle Richtungen sind durchzuführen. Anhand dieser Tests kann man bei genauer Kenntnis der komplizierten anatomischen Verhältnisse schnell differenzieren, welche Muskelstrukturen für die Schmerzsymptomatik verantwortlich sind. Anschließend werden diese Tests *gegen Widerstand* durchgeführt, um die Belastbarkeit der Muskulatur herauszufiltern.

Ausgangsstellung
Neutral 0°-Stellung: 90° Flexion Ellbogen
15° Innenrotation (IR)

Aktive Bewegung testen
- endgradige Schmerzen → AC-Gelenk
- Painful Arc (schmerzhafter Bogen) → Bursitis
- Impigment bis 90° → Stop
- frozen shoulder→ komplett steif

Bei vereinfachter Diagnostik kann auch der Schürzengriff/Nackengriff hilfreich sein.

Passiv gegen Widerstand
- Schmerz bei Abduktion gegen Widerstand → Läsion der Supraspinatussehne (SSP) oder Bursa subacromialis
- Schmerz bei Abduktion gegen Widerstand unter Traktion → Läsion der SSP ohne Bursa subacromialis
- Schmerz bei Außenrotation (AR) → M. infraspinatus, M. teres minor
- Schmerz bei Innenrotation (IR) → M. subscapularis
- Schmerz bei Flexion Ellbogen, unter Vorspannung (Retroversion) → M. biceps
- Schmerz bei Extension Ellbogen → M. trizeps

Verriegelte Stellung
MCPP Maximal Closed Pack Position
Die Kapselstrukturen und Bänder sind in sich so verwrungen, dass keinerlei Bewegung im Gelenk möglich ist.

Bei Widerstand (Handball, Tennis, Volleyball):
- ventrale Kapselstrukturen leiern aus → reflektorische Verkrampfung des M. infraspinatus
- Dezentrierung des Humeruskopfes → „Stress" im Sulcus intertubercularis (siehe Bizepssehne)

Bei Schmerzen im Bereich der Schultergelenke sollten immer zervikale Ausstrahlungen mitberücksichtigt werden. Hierbei ist aber zu beachten, dass radiologisch dokumentierte Veränderungen der Halswirbelsäule häufig gar nicht für die Schmerzsymptomatik verantwortlich sein müssen.
- Die bildgebende Diagnostik, ob Röntgenbild oder MRT, ist immer nur ein – wenn auch sehr wichtiger – Bestandteil der Diagnostik.
- Die beschriebenen Funktionstests und Palpationen immer im Seitenvergleich durchführen.

Knöcherne Verletzungen der Schulter

Bei den knöchernen Verletzungen handelt es sich hauptsächlich um folgende Verletzungen, die jeweils radiologisch bestätigt werden müssen:
- knöcherne Ausrisse des Tuberculum majus humeri
- Absprengungen im Schultereckgelenk
- Frakturen des Schlüsselbeins
  müssen reponiert und wenn erforderlich chirurgisch versorgt werden

Therapie
Um die Kallusbildung bei knöchernen Frakturen anzuregen, stehen uns verschiedene homöopathische und phytotherapeutische Mittel zur Verfügung:
- aar os mit dem Wirkstoff Putamen
- Chirofossat N
- Steirocall
  Aar os gibt es nur in Tablettenform.
  Poikiven tonisiert die Venenwände und wirkt antiödematös.

Als Injektionspräparate stehen uns zur Verfügung und sind ins Zielgebiet platziert besonders effektiv:
- Steiroplex

- Hewetraumen
- Traumeel
- aconitrop
- veno-loges N
  Sie wirken durchmineralisierend, entstauend und schmerzlindernd. Wenn man aus diesem Fundus schöpft, kann man den Heilungsprozess wesentlich abkürzen.

Verhaltensempfehlungen für den Patienten:
Unverzichtbarer Bestandteil einer optimalen Therapie des lädierten Schultergelenks sind exakte Verhaltensempfehlungen. Dazu gehört gezieltes Sensibilisieren der den Oberarmkopf zentrierenden Rotatorenmanschette, die dafür verantwortlich ist, dass bei Elevation des Armes (seitliches Anheben des gestreckten Armes über die Waagerechte) der Oberarmkopf nicht nach kranial rutscht und so den eigentlich zu entlastenden subakromialen Raum komprimiert. Der Patient sollte sich im Alltag physiologisch möglichst normal bewegen und sich nicht einseitig zusätzlich zur Beschwerdesymptomatik noch verkrampfen.

Knöcherne Ausrisse des Tuberculum majus humeri

Bei Verletzungen der Schulter sollte man auch an einen knöchernen Ausriss des Tuberculum majus humeri denken. Dieser muss radiologisch dokumentiert werden und bedarf einer mindestens vierwöchigen Ruhigstellung. Bei anhaltender Schmerzsymptomatik muss noch eine zweite Kontrollaufnahme gemacht werden, um sich zu vergewissern, dass sich die Frakturlinie nicht auseinander bewegt, da sonst ein operativer Eingriff indiziert ist.

Wir haben folgende therapeutischen Möglichkeiten:
- abschwellende Maßnahmen
- entzündungshemmende Salbenverbände
- Injektionen an die gestressten Kapselstrukturen, um das Gewebe zu regenerieren und eventuell vorhandene Ödeme abzubauen
- entlastende Ruhigstellung für mindestens vier Wochen (Gilchrist-Verband)

Läsion des Schultereckgelenks (Akromioklavikulargelenk)

Ursache
Die Schmerzsymptome des Schultereck- oder Akromioklavikulargelenks (AC-Gelenk) entstehen häufig durch Stürze, bei denen man sich auf dem gestreckten Arm abstützt und die Energie auf das Pfannendach bzw. das AC-Gelenk übertragen wird.

Handelt es sich nicht um knöcherne Verletzungen, so liegen die Ursachen für die häufig indifferenten und lästigen Schmerzen in:
- Zerrungen der Kapselbandstruktur des AC-Gelenks
- entzündlichen Aufquellungen der Kapselbandstruktur des AC-Gelenks

Diagnostik
Bei Verletzungen des Schultereckgelenks löst eine horizontale Adduktion einen typischen Schmerz aus.

Absprengungen des Schultereckgelenks können zu einem Auseinanderreißen der Kapselstruktur und somit der Bandverbindung zwischen Akromion und Klavikula führen, sodass sich diese beiden Gelenkpartner mehr oder weniger verschieben können. Diagnostisch teilt man hier je nach Schweregrad der Verletzung nach Tossi ein: Tossy 1, Tossy 2 und Tossy 3:

Tossy 1:
Verletzung (aber nicht Zerreissung) der Bandverbindung zwischen Akromion und Klavikula mit leichter Aufquellung und Druckdolenz.
Tossy 2:
Bei einer Verletzung der Stärke Tossy 2, bei der die akromioklavikulären Bandverbindungen zerrissen werden, regenerieren sich die Kapselstrukturen häufig wieder. Nach einer intensiven Therapie kann der Prozess auch nicht-operativ stabilisiert und häufig bleibende Beschwerdefreiheit erreicht werden, wobei eine kleine knorpelige Erhöhung im proximaren Bereich des AC-Gelenkes bestehen bleibt. Auch bleibt häufig eine sichtbare Aufquellung des AC-Gelenks.
Tossy 3:
Bei Tossy 3 sind zusätzlich die korakoklavikulären Bänder zerrissen. Die Strukturen sind so stark beschädigt und die Gelenkpartner so weit voneinander entfernt, dass es sowohl radiologisch als auch mit bloßem Auge deutlich sichtbar

ist. Eine konservative Therapie ist nicht mehr wirkungsvoll. In diesem Fall ist ein operativer Eingriff angezeigt. Diese Operationen sind recht aufwändig, da das stabilisierende Implantat nach Monaten wieder entfernt werden muss.

Therapie
Wir haben folgende therapeutischen Möglichkeiten:
- abschwellende Maßnahmen
- entzündungshemmende Salbenverbände
- Injektionen an die gestressten Kapselstrukturen, um das Gewebe zu regenerieren und eventuell vorhandene Ödeme abzubauen
- entlastende Ruhigstellung für mindestens zwei Wochen (Gilchrist-Verband)

Bizepssehne

Entzündungen der Sehne des langen Bizepskopfes sind eine häufige Ursache für Schmerzen im Schulterbereich. Die Sehne zieht am Oberarmkopf durch den Sulcus intertubercularis, umgeben von der Vagina synovialis intertubercularis in scharfer Kurve nach abwärts. Nicht nur bei Sportlern ist diese Sehne besonders anfällig für Entzündungen und daraus resultierenden degenerativen Veränderungen. Risse der Bizepssehne treten überwiegend bei Männern im Alter von 50 – 60 Jahren auf und sind häufig Folgeerscheinung einer oft unbemerkten Vorschädigung.

Dabei kommt es neben einem plötzlich auftretenden Schmerz bei langsamen Beugen des Unterarms zu einer deutlichen Vorwölbung des Muskelbauches im Vergleich zum gesunden Arm. Ein mäßiges Hämatom, das sich bis zu 14 Tagen auf dem gesamten Oberarm erstrecken kann, ist häufig Folge von begleitenden Gefäßverletzungen.

Therapie
- manuelle Therapie
  Lymphdrainagen, bereits nach einigen Tagen kräftigere Faszienstriche, um Vernarbungen zu lösen und sich durch das Hämatom einschleichende Fibrosen zu verteilen. Einreibungen immer nach kranial oder zentral mit Traumeel, Traumaplant, Rephastasan, Venen und Sportcreme, NeproSport blau

Schultergürtel 107

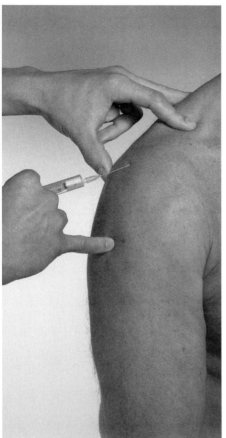 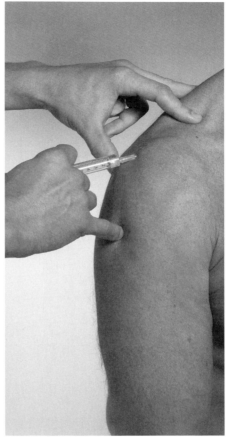

Injektionen an das Akromioklavikulargelenk

Nadellänge: 0,50 x 40 mm

Injektionstechnik: Entzündete Kapselstrukturen sind am AC-Gelenk sichtbar und leicht palpierbar. Im Zielgebiet tritt während der Injektion ein kurzer heftiger Schmerz auf.

Empfohlene Injektionspräparate: Traumeel, veno-loges, Panalgan, aconitrop.
Die Beimengung von 1 ml 1%igem Procain oder Lidocain hat sich bestens bewährt.

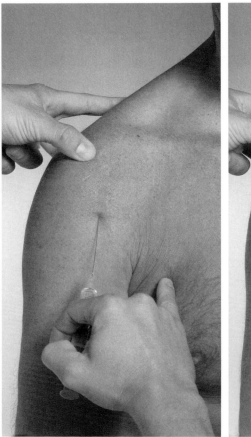 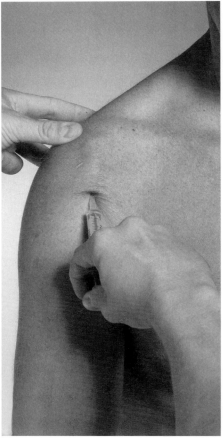

- Injektionen: subkutan und an die Läsion mit Hewetraumen, Traumeel, Lactopurum, aconitrop; 1%iges Lidocain oder Procain
- orale Therapie: Arnica globuli oder Hevert arnica + Traumeeltabletten Enzyme: Traumanase forte, Bromelain-POS, Reparil-Gel oder Poikiven

Die operative Versorgung von Bizepssehnen-Rupturen hat sich zumeist als überflüssig erwiesen. Die Kraftübertragung wird über die Funktion der Faszienzüge und den intakten, kurzen Bizepsmuskel fast vollständig ausgeglichen.

Verhaltensempfehlungen für den Patienten:
Ruhigstellung für 5–10 Tage, danach dosiert steigernde Bewegung, zunächst ohne Belastung und ohne die Schmerzgrenze zu überschreiten.

Schultergürtel 109

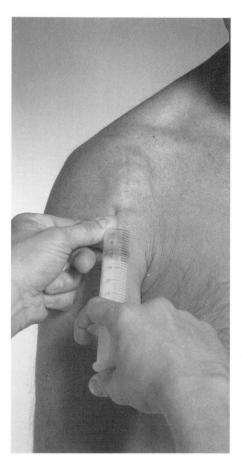

Injektion an die Bizepssehne
Nadellänge: je nach muskulärem Volumen 0,50 x 40 mm oder 0,60 x 60 mm
Injektionstechnik: Einstich in spitzem Winkel etwas kaudal der schmerzhaften Läsion nach proximal, wenn erforderlich bis zum AC-Gelenk. Man sieht, wie sich das Injektionspräparat als auch das anschließend injizierte Ozon im Zielgebiet verteilt.
Empfohlene Injektionspräparate:
Lactopurum, Traumeel, Kochsalzlösung, Panalgan, aconitrop, veno-loges

Luxation des Schultergelenks

Das Reponieren von luxierten Schultergelenken auch außerhalb des Praxisalltags setzt viel manuelles Geschick und jahrelange Erfahrung voraus. Wenn es gelingt eine luxierte Schulter – auch unter schwierigen Bedingungen – zu reponieren, hinterlässt das für Patient und Behandler einen bleibenden Eindruck.

Nach diesen Manipulationen sollte stets eine kontrollierende Röntgenaufnahme durchgeführt werden um sich zu vergewissern, dass keine knöcherne Verletzung mit im Spiel ist.

Wenn die ventrale Instabilität zu groß wird und auch durch intensive Therapie nicht mehr zu stabilisieren ist, kann dies zu rezidivierenden Luxationen des Schultergelenks führen. Dann sollte durch einen operativen Eingriff die vordere Kapsel gestrafft werden, um das funktionelle Gleichgewicht wiederherzustellen.

Luxationen oder Subluxationen des Sternoklavikulargelenks

Charakteristisch dafür ist:
- Sie sind *im akuten Stadium häufig unauffällig.*
- Oft entwickelt sich erst nach einigen Wochen durch Entzündungen und Aufquellungen der gestressten Kapsel-Band-Struktur des Gelenks eine schmerzhafte Symptomatik mit Ausstrahlung der Schmerzen *in die Schulter*, in die *Halsregion* und in das *Brustbein*. Gleichzeitig wird eine *Verdickung des Sternoklavikulargelenkes* deutlich sichtbar. Bei der Palpation hat der Patient starke Schmerzen. In dieser fixierten Fehlstellung ist es oft nicht mehr möglich, die Luxation oder Subluxation des Gelenkes zu reponieren, was im akuten Stadium durchaus möglich wäre.

Therapie
- Vermeidung von horizontalen Adduktionsbewegungen, um die flache Pfanne und den dazugehörigen Gelenkpartner, die Klavikula, zu schonen.
- Extensionen der Klavikula
- Quaddeln an die betroffenen Kapselstrukturen mit Präparaten, die das Gewebe regenerieren und den Stoffwechsel aktivieren: Hewetraumen, Infitramex, Panalgan, aconitrop; sinnvoll ist es 1ml 1%iges Procain oder Lidocain beizumengen.

Bursitiden

Erwähnenswert sind immer wieder auftretende Bursitiden (Schleimbeutelentzündungen).
  Aufgabe der Schleimbeutel ist es, die Sehnen- und Bandstrukturen zu schützen. Sie sind ein Gleitschutz.

Durch Verletzungen, Über- oder Fehlbelastung können sie sich jedoch entzünden und aufquellen und es kommt häufig zu einem Engpass-Syndrom. Auch hier gilt es, abschwellend und entzündungshemmend zu thera-

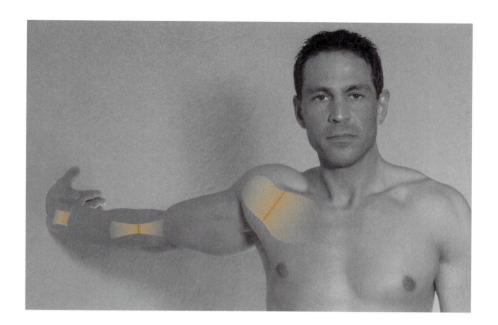

Dehnen der Schulter
Dehnen der gesamten Muskel- und Faszienkette bei Verkürzungen der Pektoralisgruppe, bei Vernarbungen und Verklebungen im Bereich der Kapselstrukturen des Schultergelenks und der Bizepssehnen, sowie Verkürzungen der Unterarmbeugemuskulatur, z.B. bei Epicondylitis medialis. Cave: Bei akuten Entzündungen des Schultergelenks ist diese Dehnübung kontraindiziert!

pieren und zu kontrollieren, dass der Oberarmkopf stets richtig positioniert ist, um das funktionelle Gleichgewicht des Gelenkes wiederherzustellen.

Kalkablagerungen

Kalkablagerungen im Bereich des Tuberculum majus humeri oder im subakromialen Raum resultieren nicht selten aus alten Bursitiden oder Verletzungen und damit einhergehenden Einblutungen, die nach Jahren verkalken können.

Wenn sich diese Strukturen durch eine Über- oder Fehlbelastung entzünden, kann dies zu teilweise sehr starken Schmerzattacken im Schultergelenk führen.

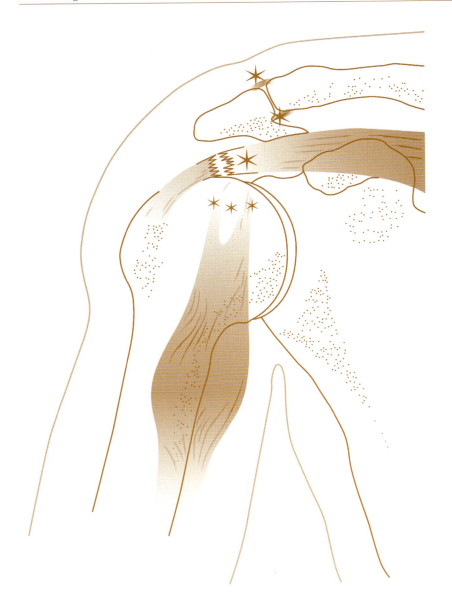

Typische Schmerzpunkte an den Bizepssehnen
im subakromialen Raum und am Akromioklavikulargelenk. Nicht selten sind alle grafisch dargestellten Schmerzpunkte verantwortlich für die Beschwerden.

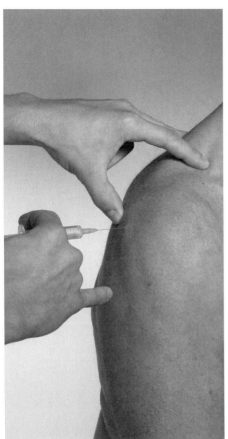 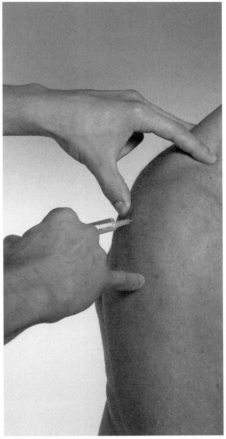

Injektion in den subakromialen Raum

Nadellänge: je nach muskulärem Volumen 0,50 x 40 mm oder 0,60 x 60 mm
Injektionstechnik: Man ertastet eine Delle zwischen Akromeon und Tuberkulum majus humeri und injiziert ohne Knochenkontakt. Durch Traktion des Armes nach kaudal kann man den subakromialen Raum sicht- und palpierbar erweitern und sich die Injektion erleichtern. Nadelführung und Stempeldruck sind, wie schon an anderer Stelle erwähnt, diagnostische Hinweise, welche Gewebsstrukturen und -veränderungen man vorfindet.
Empfohlene Injektionspräparate: Lactopurum, Traumeel, Kochsalzlösung, Panalgan, aconitrop, O_3

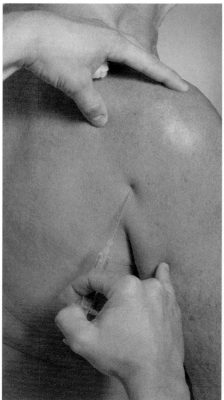 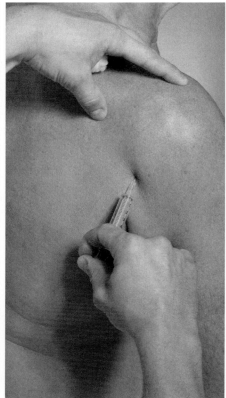

Nichtoperative Therapie
- manuelle Therapie mit entlastenden Manipulationen des subakromialen Raums
- Injektionen mit entzündungshemmenden, abschwellenden und Gewebe regenerierenden homöopathischen Wirkstoffen, z.B. Lactopurum, Traumeel, aconitrop, BN dolo
- entzündungshemmende Enzyme, z.B. Phlogenzym, Traumanase forte, Bromelain-POS
- flankierend Teufelskralle, z.B. Cefatec oder Allya
- vom Facharzt durchgeführte Injektionen mit kortisonhaltigen Präparaten können bei Therapieresistenz vorübergehend schmerzlindernd wirken.

Operation und Nachbehandlung
Wenn man mit diesen Maßnahmen nur unbefriedigende Erfolge hat und

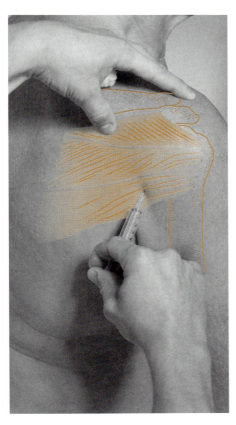

Injektion an den Musculus infraspinatus
Nadellänge: 0,50 x 40 mm
Injektionstechnik: Nach erfolgter Schmerzpalpation und erforderlichem Funktionstest, immer im Seitenvergleich
Empfohlene Injektionspräparate: Lactopurum, Traumeel, Kochsalzlösung, Panalgan, aconitrop

auch nach mehreren Behandlungen keine Besserung erzielt wird, sollte man zu einem operativen Eingriff raten, um das entzündete Kalkdepot entfernen zu lassen.

Häufig ist eine adäquate Nachbehandlung erforderlich, um Narbengewebe und Faszienverklebungen zu lösen, weil die Schulter nach einem solchen Eingriff vier Wochen gar nicht und anschließend erst mit zunehmender Intensität belastet werden darf. Das ist jedoch vom individuellen postoperativen Verlauf abhängig.

Intra- oder postoperative Einblutungen können für Arthrofibrosen und massive Bewegungseinschränkungen verantwortlich sein und müssen aufwändig nachtherapiert werden. Deshalb sollte ein operativer Eingriff an der Schulter nur von einem erfahrenen Schulterspezialisten durchgeführt werden.

Spezielle Krankheitsbilder und Funktionsstörungen

Osteoporose und Sport

Die Empfehlung, ob ein Osteoporosepatient auch Sport betreiben kann, muss immer individuell auf den Patienten bezogen gegeben werden. Die Sportarten, die der Patient bereits vorher lange Zeit beschwerdefrei bzw. mit geringen Beschwerden durchgeführt hat, können prinzipiell weiter durchgeführt werden.

Osteoporose-Patienten sollten sich grundsätzlich Sportarten zuwenden, die mit runden, harmonischen Bewegungen einhergehen und muskulär gut stabilisierbar sind.

Regelmäßige Bewegung auch bei Osteoporose
Eine im richtigen Ausmaß durchgeführte, regelmäßige Bewegung sorgt für eine verbesserte Mikrozirkulation der Sehnenansätze am Periost und dadurch für eine verbesserte Funktionsfähigkeit der Muskulatur. Hierdurch erreicht man eine erhöhte Stabilität und Mobilität des gesamten Bewegungsapparates, der auf dieser Basis möglichst lange erhalten bleiben soll.

Das Ergebnis der *Knochendichtemessung* allein darf nicht ausschlaggebend sein für die Entscheidung, wie stark der Bewegungsapparat belastet werden darf. Statistische Untersuchungen beweisen, dass der erhöhte Entkalkungsgrad des Knochens nicht einhergeht mit erhöhter Frakturanfälligkeit oder erhöhter Schmerzsymptomatik. Die Schmerzsymptomatik wird meist ausgelöst durch einen hohen Tonus der Skelettmuskulatur, wodurch die Schmerzrezeptoren am Periost besonders sensibilisiert werden.

Die Wirbelsäule
Die osteoporotische Wirbelsäule beim älteren Patienten ist zumeist beim Bücken und Aufrichten lange Zeit noch gut funktionsfähig, obwohl sie häufig in den einzelnen Segmenten schon eingesteift ist. Das ist dadurch zu erklären, dass diese beiden Bewegungsmuster sich hauptsächlich über die

Hüftgelenke abspielen und dadurch eine relativ ausreichende Bewegungsfähigkeit erhalten bleibt.

Bei der Verwringung der Wirbelsäule sieht es anders aus: Diese ist häufig erschwert oder kaum noch möglich. Hierbei gibt es nicht selten heftige, stichartige Schmerzen im Bereich der Brustwirbelsäule, die meist durch Zerrungen der Interkostalmuskulatur ausgelöst werden können.

Eine moderate Bergtour ist für einen Osteoporosepatienten weit weniger belastend als eine Bronchitis mit damit verbundenen Hustenattacken oder als Bewegungen, die von der Haltemuskulatur nicht kontrolliert werden können, wie z.B. Ins-Leere-Treten. Es ist wichtig, den Patienten über diese Zusammenhänge zu informieren und ihm richtige Verhaltensempfehlungen mitzugeben. Die häufig vermittelte Angst vor der Osteoporose und der mit ihr verbundenen Inaktivität ist ein schlechter Wegbegleiter.

Die oben beschriebene Verwringung der Wirbelsäule wird beim Golf spielen besonders häufig gefordert und kann bei Patienten mit Osteoporose immer wieder auftretende, akute Beschwerden auslösen. Deshalb ist es gerade beim Golf spielen wichtig und unverzichtbar, dass ein Schonschlag kreiert wird, der speziell auf die anatomischen und physiologischen Verhältnisse des Patienten zugeschnitten ist.

Therapie

Osteopathische Manipulationen beim osteoporotischen Patienten sind häufig sehr hilfreich, aber mit *Vorsicht* durchzuführen und bedürfen langjähriger Erfahrung des Behandlers. Ein Osteoporose-Patient sollte bei Beschwerden im Bereich der Brustwirbelsäule nie in Bauchlage therapiert werden, da die Gefahr einer Rippenfraktur oder Zerrung der Interkostalmuskulatur immer gegeben ist. Der Patient spürt das häufig intuitiv und befindet sich in dieser Lagerung in einer Abwehrspannung.

Hohe Monogaben an Kalzium erscheinen dem Autor nicht sinnvoll, da die Gefahr einer zu starken Nierenbelastung besteht und der Wirkstoff im entkalkten Knochen nur sehr diffus oder gar nicht landet. Um die Elastizität des Knochens zu verbessern sind Wirkstoffe wie z.B. Kieselsäure, Magnesium und Spurenelemente effektiver. Hier ist eine intakte Matrix ein wichtiger Katalysator.

Es gibt viele naturheilkundliche und homöopathische Komplexmittel, die die Mineralisierung des Skeletts und des Bindegewebes verbessern. Bei älteren Patienten besteht häufig die Problematik, dass die Mittel aufgrund eines insuffizienten Magen-Darm-Trakts nicht mehr ausreichend den Knochen ernähren und viele allopathische Mittel schlecht vertragen werden. Aus diesem Grund haben sich Injektionen an Triggerpunkte mit den erforderlichen Wirkstoffen bestens bewährt. Zweck der Injektionen ist es, das Skelett in besonders defizitär versorgten Segmenten mit schmerzhaften Muskelverkrampfungen zu mineralisieren und den erhöhten Ruhetonus der Muskulatur zu dämpfen und dadurch ihre stabilisierende Funktion zu verbessern.

Folgende Präparate haben sich seit Jahrzehnten bestens bewährt: Steiroplex Injekt, aconitrop, Magnesium, Myogelotikum, Injectio antineuralgica Fides; sehr zu empfehlen ist die Beimengung von 1ml 1%igem Lidocain oder Procain.

Die anfälligsten Areale des Skeletts bei Osteoporose sind der Schenkelhals und die Brustwirbelsäule. Man sprach früher in Unkenntnis dieser Ursachen von einem „Witwenbuckel". Es ist sinnvoll, diese empfohlenen Injektionspräparate ins Zielgebiet z.B. paravertebral oder proximal des Trochanter major an die Hüftgelenke zu platzieren.

Flankierende orale Applikation
- Steirocall, Chirofossat N, Petadolex, Allya oder Cefatec
- Magnesium, z.B. Magnerot oder Magnesium Verla; Magnesium senkt den Ruhetonus der Muskulatur und verbessert die kapilläre Zirkulation.
- Bei Patientinnen ist es auch im hohen Alter noch sinnvoll, flankierend hormonell stimulierende Phytotherapeutika einzusetzen, z.B. Pascofemin, Cefakliman oder Remifemin plus.

Aus der Praxis
■ Im Alter von etwa 35 Jahren hat das Skelett seine maximale Dichte erreicht. In den nachfolgenden Jahren schwindet die Knochenmasse. Von diesem Prozess, der pro Jahr 1–1,5 % der Knochendichte schwinden lässt, ist die Wirbelsäule zuerst betroffen. Wenn jemand seinen 70. Geburtstag feiert, dann hat er ungefähr ein Drittel seiner Knochensubstanz eingebüßt – wie übrigens auch ein Drittel seiner Muskelmasse.

Amerikanische Ärzte legten den Grundstein dafür, eine Form der Osteoporose bei Frauen sei Folge eines Hormonmangels und mit Östrogenen zu behandeln – das Interesse der Industrie war geweckt. Ein amerikanischer Östrogenhersteller sponserte eine Mega-Studie um die Osteoporose als Bedrohung für Frauen in den Wechseljahren bekannt zu machen. Diese Studie wurde vorzeitig, aber stillschweigend abgebrochen, da sich ein unverantwortlich hoher Prozentsatz an Komplikationen eingestellt hat. Um die Osteoporose zu einem Massenphänomen aufsteigen zu lassen bedurfte es einer offiziellen Neudefinition der Krankheit. Bereits der allmähliche Abbau der Knochenmasse im Alter, so die WHO, sei als Osteoporose anzusehen. Seither hat die Pharmaindustrie die Möglichkeit, die Hälfte der Bevölkerung ab 40 Jahren bis ins hohe Alter mit Medikamenten zu versorgen. Um das neue Leiden überhaupt diagnostizieren zu können, bedarf es einer trickreichen Messung der Knochendichte. Die Ergebnisse werden sodann mit der Knochendichte eines 35 Jahre alten gesunden Menschen verglichen. Das Verfahren stellt bei beinahe jedem älteren Menschen eine verringerte Knochendichte fest, weil der Knochenschwund genauso Folge des Alterns ist, wie etwa faltige Haut.

Um jedoch von einem pathologischen Prozess sprechen zu können muss die WHO Grenzwerte festsetzen. Eine Osteoporose liegt demnach vor, wenn die Knochenmasse 20 – 35% unterhalb des Normwertes liegt oder mehr als 2,5 Standardabweichungen (SD) unter der Norm. Interessant ist es, wie schon an anderer Stelle in diesem Buch erwähnt, dass der Grad der gemessenen Entkalkung des Knochens gar nicht mit der Frakturhäufigkeit einhergeht. Ein SD-Wert von 1 – 2,5 unter der Norm gilt – und eine neue Krankheit war erfunden – als Osteopenie, eine Art Vorstufe der Osteoporose.

Durch diese Definition hat die WHO das Krankheitsbild der Osteoporose auf dramatische Weise ausgeweitet. Nicht der gebrochene Knochen, sondern eine gemessene verringerte Knochendichte stempelt einen Menschen jetzt zum Patienten und selbst eine physiologisch normale leicht verringerte Knochendichte wird als etwas bedrohliches, eben der Osteopenie dargestellt. Aufgrund dieser Entwicklung sind plötzlich ganze Bevölkerungsschichten erkrankt. 31% der Frauen zwischen 70 und 79 Jahren leiden seither an Osteoporose, von den Frauen über 80 gelten 36% als krank, selbst wenn sie sich in ihrem langen Leben noch nie etwas gebrochen und kaum Schmerzen haben. ∎

Morbus Sudeck

Der Morbus Sudeck ist eine Dystrophie und Atrophie von Weichteilstrukturen und Knochen, die ausgehend von einem entzündlichen Stadium mit schmerzhafter Funktionsbehinderung oft zu einem Endstadium mit völliger Einsteifung der Gelenke führen. Die Stadieneinteilung beim Morbus Sudeck hängt vom Grad der Entkalkung ab.

Das Krankheitsbild tritt zumeist nach *gelenknahen Frakturen* auf, die mit folgenden Faktoren gekoppelt sind:
- Frakturen mit Metallimplantaten und dadurch verzögerter Kallusbildung
- Frakturen, die mit Weichteilverletzungen einhergehen, also mit Zerrungen, Rissen, Vernarbungen und Einblutungen in benachbarte Gewebsstrukturen

Diese Begleiterscheinungen sind häufig für die auftretende Entkalkung des Knochens im Bereich der Frakturstelle verantwortlich. Betroffen sind hauptsächlich Handwurzel-, Sprung- und Schultergelenke.

Weichteilverletzungen
Bevor ein gelenknaher Knochen bricht, kommt es meist zu Verletzungen wie Zerrungen oder Einrissen der Sehnen-, Muskel- und Kapselstrukturen, die einhergehen mit Einblutungen und folgenden Verklebungen und Fibrosen. Dieser gestörte Stoffwechsel macht dem Patienten während der Rehabilitation mehr Beschwerden als die Fraktur selbst und ist häufig verantwortlich für verzögerte Kallusbildung bzw. Entkalkung in den betroffenen Knochenstrukturen.

Therapie

Ziel der Therapiemaßnahmen ist es, den Heilungsprozess zu aktivieren, die Mikrozirkulation anzuregen, Weichteilverklebungen zu lösen sowie die Mineralisierung der Knochen zu fördern:
- manuelle Gelenktherapie
- lokale und segmentale subkutane Injektionen mit Steiroplex, Infitramex, Hewetraumen, veno-loges N plus Ozon

Ergänzend ist es sinnvoll diese Wirkstoffe – ausgenommen Ozon! - intravenös zu injizieren.
- orale Therapie mit Steirocall, aar os oder Chirofossat N
- dosierte Belastung, um die Durchblutung zu verbessern, ohne den Knochen statisch zu stark zu belasten

Weitere Therapiemaßnahmen
- Balneotherapie
- *Aquajogging* in brusthohem Wasser
  Das Aquajogging mit seinen verschiedenen Anwendungsbereichen hat einen hohen Stellenwert während der Rehabilitation, besonders im Bereich der Sprunggelenke. Das Wasser entstaut und die Muskulatur wird gekräftigt, ohne dass die Gelenke statisch überlastet werden.
- *chiropraktische Deblockierung* zur segmentalen Durchblutungsförderung
- *durchblutungsfördernde Injektionen*, z.B. Cefadysbasin oder Infi-Secale i.v. oder im Segment. Die Wirksamkeit dieser Injektionspräparate im Zielgebiet ist der oralen Applikation weit überlegen!

Fersensporn

Ein Fersensporn zeigt sich am Röntgenbild fast immer als Kalknase plantar am Fersenbein (Os calcaneus). Die Kalknase ist aber nicht immer ausschlaggebend für das Vorhandensein eines schmerzhaften Fersensporns. Erst wenn sich diese Kalknase entzündet, spricht man von einem Fersensporn.

Der Fersensporn geht häufig mit sehr hartnäckigen und nicht einfach zu therapierenden Beschwerden einher. Bei den alternativen Therapieformen zur Behandlung des Fersensporns sollte im Therapieplan nicht nur die *entzündete Kalknase* am *Os calcaneus* berücksichtigt werden. Um die Schmerzursachen zu behandeln und das gesamte Beschwerdebild zu verbessern, müssen folgende *Rahmenbedingungen* mit beachtet werden, die verantwortlich bzw. teilweise verantwortlich für die Beschwerden sein können:
- verklebte bzw. entzündete Weichteilstrukturen
- verklebte Faszien im Bereich des *Sulcus tibialis* und des *Tarsaltunnels*

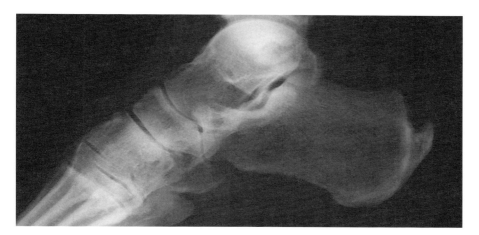

Fersensporn
Die Kalknase auf der Abbildung ist nicht an typischer Stelle, nämlich wo die Plantaraponeurose ansetzt, sondern dorsal am Ansatz der Achillessehne.

- muskuläre Insuffizienz
- Statik des Fußes; dynamische Fehlbelastungen
- erhöhter Tonus oder Mikrotraumen der Plantaraponeurose
- venöse Stase

Diagnostik

Palpationstest im Seitenvergleich unter Einbeziehung der benachbarten Strukturen Plantaraponeurose, Sulcus tibialis bzw. Tarsaltunnel. Kontrolle des Gleitverhaltens der Achillessehne, der Fußstatik und des venösen Abflusses.

Tonus der Plantaraponeurose
Diagnostisch und therapeutisch muss ein hohes Augenmerk auf den Tonus der Plantaraponeurose gelegt werden. Dieser Sehnen- und Faszienspiegel an der Fußsohle setzt genau am Fersensporn an.

Ähnlich wie beim Tennisarm muss auch beim Fersensporn nicht nur der Ansatz der Faszie am Fersensporn therapiert werden, sondern auch die zu dieser Ansatzstelle führenden Weichteil- und Faszienstrukturen. Natürlich kann auch ein durchgetretenes Quergewölbe des Fußes den Tonus der Plantaraponeurose erhöhen. In jedem Fall müssen diese Strukturen kontrolliert und therapiert werden.

Weichteilentzündungen und Entzündungen im Bereich des Sulcus tibialis
Sowohl bei Belastung als auch bei der Palpation sitzt der Hauptschmerzpunkt nicht immer zentral im Bereich des Knochensporns, sondern zeigt sich häufig als Weichteilentzündung in den Weichteilstrukturen und im Bereich des Sulcus tibialis.

Therapie

Therapieziele:
- Faszienverklebungen lösen (manuelle Therapie)
- venöse Stasen abbauen
- Fußstatik regulieren (s. Orthopädische Einlagen Seite 176)
- Harnsäureablagerungen ausscheiden
- einseitige Hebelwirkung auf überlastete Gelenkstrukturen vermindern und gleichmäßig verteilen.
Dies lässt sich durch geeignete Lauf- und Turnschuhe, deren Sohlen nach vorne verjüngt zugeschnitten sind, und gut konzipierte Einlagen erreichen. Eine wichtige Eigenleistung ist es, dass der Patient es lernt, die Statik seines Fußes muskulär zu stabilisieren.

Folgende Behandlungsformen haben sich bewährt:
- Mobilisierung des Mittelfußes durch osteopathische Techniken
- manuelle detonisierende Behandlung der Plantaraponeurose
- Injektionen mit veno-loges N, Hewetraumen und Kochsalzlösung an Triggerpunkte, die den Tonus dieser Strukturen dämpfen und die Entzündung beeinflussen. Hierbei müssen das Gleitgewebe der Achillessehne und die Faszien, die über den Sulcus tibialis et fibularis in die Fußsohle ziehen, gewissenhaft mittherapiert werden.
Weitere detonisierende Präparate: Spascupreel und aconitrop
Die Beimengung von 1 ml Procain oder Lidocain hat sich bewährt.
- orale Therapie
  - zur venösen Entlastung, z.B. Poikiven
  - mit entzündungshemmenden Enzymen, z.B. Phlogenzym, Traumanase

forte oder Bromelain-POS
- mit Entgiftungs- und Entsäuerungsmittel, z.B. Colchicum comp. Gelenk- und Rheumatropfen, Rheumaselect, Phytodolor, Poikiven oder Reproven N

Kortisonhaltige Injektionen dämpfen zwar die akute Entzündung, können aber, wenn keine Basistherapie betrieben wird, zu späteren Vernarbungen und häufigen Rezidiven führen.

Hausaufgabe für den Patienten:
• Selbstmassage der häufig verklebten Faszien im Bereich des Sulcus tibialis et fibularis; diese ist natürlich auch für viele andere schmerzhafte Gelenk- und Weichteilstrukturen angezeigt, wobei es wichtig ist, den Patienten genau einzuweisen, damit diese Eigenbehandlung richtig dosiert durchgeführt wird.
• Unter bestimmten Voraussetzungen (s. Stretching, Seite 186) ist auch richtiges Dehnen der betroffenen Strukturen sinnvoll.

Fersenkeile und Einlagen
Zur Entlastung der Fersenspornhaftungsstelle werden häufig Fersenkeile, die den Druck mildern, und dämpfende Einlagen, bei denen der Fersensporn ausgespart wird, eingesetzt.

Liegt aber die Hauptursache für die Beschwerden in entzündeten Weichteilstrukturen im tibialen Bereich, dann löst die Einlage eventuell zusätzlichen Druck auf die betroffenen Stellen aus und beeinflusst das Beschwerdebild eher ungünstig. Fersenkeile können zusätzlich den Tonus der Plantaraponeurose erhöhen und dadurch die Causa der Schmerzsymptomatik ungünstig beeinflussen.

Sporteinlagen sollten nicht zu korrigierend wirken und müssen sich dem Fuß des Patienten anpassen. Dies ist wichtig, weil der Fuß eine zu starke Korrektur gerade bei Belastung nicht ausreichend toleriert. Die statische Belastung des Fußes ist beim Laufen eine andere als beim Gehen oder Stehen. Eine Laufanalyse kann hier hilfreich sein. Auch bei einem durchgetretenen Quergewölbe gilt: Sporteinlagen im Bereich des Quergewölbes sollten nicht zu korrigierend wirken, sondern die statische Fehlbelastung ausgleichen.

Achillessehnenbeschwerden

Achillessehnenverletzungen gehören zu den häufigsten Sehnenverletzungen. Es müssen eine Vielzahl von *Verletzungsarten und Beschwerdebildern* unterschieden werden:
- kompletter Achillessehnenabriss
- Teilruptur
- belastungsbedingte, generalisierte Entzündung der gesamten Sehne
- kleine Einrisse und vernarbte Einrisse an der Sehne
- Bursitis calcanea am Ansatz der Sehne zum Fersenbein
- Entzündungen oder Verklebungen des Achilles-Sehnen-Gleitgewebes

Kompletter Achillessehnenabriss
Ein kompletter Abriss geht häufig mit einem Knall, aber stets mit einem plötzlichen, sehr starken Schmerz einher. Der Patient kann den Fuß nicht abrollen und nicht auf Zehenspitzen gehen. Es findet sich eine tastbare Delle im Rupturbereich. Bei der Frage, ob ein kompletter Abriss der Achillessehne vorliegt, wird der Thompsen-Kneiftest durchgeführt (s. Diagnostik Seite 128).

In unserer Praxis ließen wir einen bekannten Tennisspieler mit chronischen Achillessehnenbeschwerden bei einem Belastungstest den Zehenstand durchführen; dabei riss die Achillessehne mit einem Knall – glücklicherweise vor der Behandlung.

Verklebungen des Achilles-Sehnen-Gleitgewebes
Aus Entzündungen und Verklebungen des Achilles-Sehnen-Gleitgewebes resultiert häufig ein schlechtes Gleitverhalten der Sehne. Es kann durch einen Belastungs- und Palpationstest genau herausgefiltert werden. Der Belastungstest wird durch Zehenstand im Seitenvergleich durchgeführt, um die Schmerzsymptomatik bei Belastung lokalisieren zu können.

Schleimbeutelentzündungen des Sehnenansatzes
Schleimbeutelentzündungen des Sehnenansatzes am Fersenbein sind besonders hartnäckig und dürfen keinem mechanischen Druck durch enge Schuhe oder Socken ausgesetzt werden.

Achillessehnenbeschwerden 127

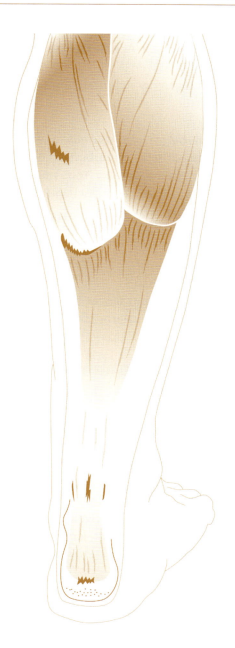

Typische Schmerzpunkte bei Achillessehnenbeschwerden
und muskuläre Vernarbungen. Diese sollten immer mittherapiert werden!

Verklebung oder Entzündung der Achillessehne

Verklebungen und Entzündungen der Achillessehne sind relativ häufig und können sehr schmerzhaft sein.

Ursachen von Achillessehnenreizungen oder -entzündungen:
- Verletzungen und posttraumatische Vernarbungen der Wadenmuskulatur und Achillessehne; dadurch erhöht sich der Tonus und überträgt sich allmählich auf die Achillessehne, die mit chronischen Reizphasen reagiert.
- Verklebungen im Sehnengleitgewebe
- labile Fußstatik
- muskuläre Dysbalancen
- Blockierungen der Iliosakralgelenke
- Wachstumsschübe bei Jugendlichen
- ungeeignete Laufschuhe; ungewohnt langes Barfussgehen
- chronisch erhöhte Harnsäurewerte (Harnsäureausschwitzungen)

Diagnostik
- *Palpationstest zum Sehnen-Gleitverhalten:* Der Patient liegt in Bauchlage. Den betreffenden Fuß nach dorsal und plantar bewegen lassen und dabei mit leichtem Druck auf die Sehne lokalisieren, wo sich die Verklebungen erfühlen lassen. Hierbei kann man lokale Verdickungen tasten und ein eventuell vorhandenes Krepitieren feststellen. Bei schlechtem Gleitverhalten wird umliegendes verklebtes Gewebe mit der Sehnenbewegung „mitgenommen", was auch zu erhöhter Druckdolenz führt.
- *Thompsen-Kneiftest:* Wird durch einen kräftigen Griff in die Wadenmuskulatur keine Plantarflexion des Fußes ausgelöst, kann man von einer Achillessehnenruptur ausgehen.

Bildgebende Diagnostik
Man sollte bei Beschwerden im Achillessehnenbereich auf die moderne bildgebende Diagnostik wie Ultraschall und MRT nicht verzichten. Im MRT sind Ödeme und Teilrupturen der Achillessehne deutlich dokumentierbar. Die genannten Diagnosen ermöglichen geeignete Verhaltensempfehlungen für den Patienten, die ein wichtiger Bestandteil der Gesamttherapie sind und bieten eine Absicherung für den Therapeuten. Dieser kann dem Patienten

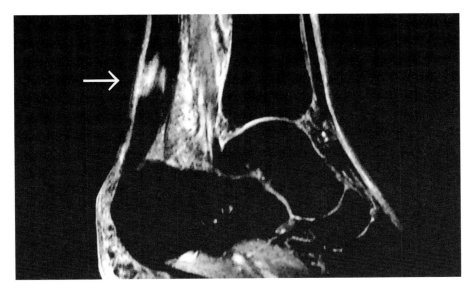

Teilruptur mit Ödem der Achillessehne

aufgrund der radiologischen Information Ratschläge erteilen, wann er wieder teilweise bzw. voll belasten kann.

Therapie

- Manuelle Therapie
  Diese muss mit viel Routine und Erfahrung richtig dosiert angewendet werden, um keine zusätzlichen Reizungen und Entzündungsprozesse zu provozieren. Die manuelle Therapie sollte sich nicht nur auf entzündete Areale beschränken. Wichtig ist es auch, sowohl die Statik des Fußes als auch den Tonus der Plantaraponeurose und der Wadenmuskulatur in die Therapie mit einzubeziehen, weil diese Strukturen eine funktionelle Einheit darstellen.
- Injektionen ins Sehnengleitgewebe
  Injektionen ins Sehnengleitgewebe entlang der Faszienstrukturen (nicht im rechten Winkel) mit Lactopurum, gemischt mit einer Ampulle Traumeel. Ohne die Beimengung von 1 ml Procain oder Lidocain, die sich seit Jahrzehnten bewährt hat, kann diese Injektion schmerzhaft sein. Anschließend wird bei liegender Nadel die Spritze gewechselt und 20 ml niedrig dosiertes (7γ) O_3, ein Ozon-Sauerstoff-Gemisch, geflutet, um

130 Spezielle Krankheitsbilder und Funktionsstörungen

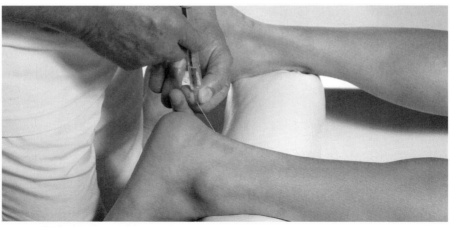

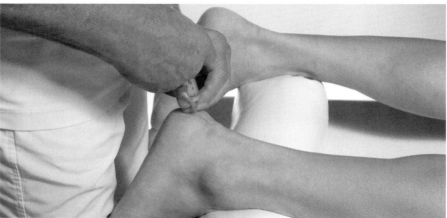

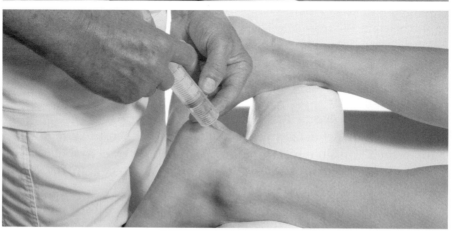

vorhandene Verklebungen zu lösen. Dieses Ozon-Sauerstoff-Gemisch zieht, wenn es richtig platziert wird und die Verklebungen gelöst sind, von der Einstichstelle die Faszien entlang bis hinauf in die Bereiche der Wadenmuskulatur. Wenn das Ozon irgendwo „hängen bleibt", ist dies ein Zeichen, dass dort eine Verklebung sitzt, die häufig für das Beschwerdebild verantwortlich ist. Wenn Verklebungen des Sehnengleitgewebes gelöst werden, ist es möglich, dass ein klassisches Sekundenphänomen eintritt und die Beschwerden sofort verschwinden. Behandlungsintervalle: Je nach Beschwerdebild kann diese Injektion zwei- bis dreimal wöchentlich bis einmal monatlich durchgeführt werden.

- Alternativ zur Injektion ins Sehnengleitgewebe: *Quaddelung* mit Lidocain 2 ml plus 2 ml Traumeel oder Lactopurum
- *Salbenverbände*
  mit Traumaplant Salbe oder Kytta-Plasma (Hauptwirkstoff Symphytum) haben sich bestens bewährt. Wichtig ist die Wadenmuskulatur ins therapeutische Kalkül mit einzubeziehen.
- *Gabe von entzündungshemmenden Enzymen*
  z.B. Phlogenzym, Traumanase forte, Bromelain-POS
- *Harnsäuresenker* wie Phönix Stellaria spag., Colchicum comp. Gelenk- und Rheumatropfen, Phönix Hydrargyrum spag., Fugacid Harnsäuretee, Girheulit.
  Sie senken die Harnsäurewerte, entgiften und schwemmen Stoffwechselrestprodukte aus dem Körper. Allopathische Harnsäuresenker senken zwar die messbaren Harnsäurewerte im Blut, schwemmen sie aber nicht aus dem Gewebe aus. Purinarme Kost sollte flankierend empfohlen werden.

Injektion in das Gleitgewebe der Achillessehne

Nadellänge: 0,50 x 40 mm

Injektionstechnik: Patient in Bauchlage; caudal bzw. distal der häufig deutlich palpierbaren und druckdolenten Verdickung und Verklebung des Sehnengleitgewebes im spitzen Winkel nach cranial. Das Injektionspräparat und das anschließend injizierte Ozon sollten sich im Zielgebiet sicht- und fühlbar verteilen.

Indikation: Adhäsionen des Sehnengleitgewebes, postoperative Narbenstörfelder.

Empfohlene Injektionspräparate: Lactopurum, Traumeel, Injectio antineuralgica Fides, veno-loges

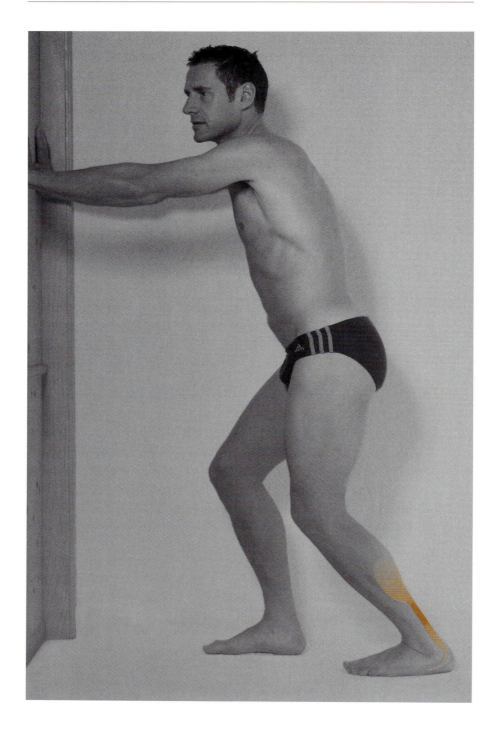

Hausaufgabe für den Patienten:
- *Selbstmassage und Dehnen*
  Querfriktionen ohne Salbe oder Sehne ca. 1–2 Minuten nach proximal mit Sportsalbe ausstreichen; Wadenmuskulatur mitbehandeln!
- *Quarkumschläge*

Verhaltensempfehlungen
- *Wärme bzw. Wechselbäder*
  Wie in der Naturheilkunde schon länger bekannt, sind Eisbehandlungen der Achillessehne nicht ratsam, da die schlecht vaskularisierten Strukturen der Sehne besser auf Wärme reagieren.
- *dosierte Belastung bei Besserung*
  Wenn bei dosierter Belastung eine Besserung auftritt, ist sie zu empfehlen; wenn die Beschwerden sich verschlimmern, sollte vermehrte Belastung zunächst noch vermieden werden.
- *beginnende sportliche Belastung langsam steigern*
  Wenn der Patient wieder mit Sport beginnt, ist es wichtig, dass er die Belastung seiner verletzten Sehnen und Gelenke langsam und mit Körpergefühl steigert. Schmerzen sollte er dabei dringend beachten. Der Patient muss selbst ein Gefühl dafür bekommen, welche sportlichen Aktivitäten die Regeneration günstig beeinflussen. Werden während beginnender sportlicher Belastung die Schmerzen weniger, ist die Dosierung richtig gewählt.
- *kein Dehnen bei akuten Schmerzen und Entzündungen*
  Das Dehnen der Achillessehne ist im akuten Schmerzstadium und im Entzündungsstadium nicht zu empfehlen.

Dehnen der Achillessehne

Indikation: Verklebungen und Vernarbungen des Sehnengleitgewebes, verkürzte Strukturen des myofaszialen Übergangs in die Wadenmuskulatur, postoperative Narbenstörfelder.
Technik: leichte Schrittstellung, die Ferse der zu dehnenden Achillessehne bleibt am Boden, und das Knie wird gebeugt. Der Patient merkt genau, wie der Dehneffekt im Zielgebiet landet.
Cave: Bei akuten Entzündungen der Achillessehne ist stretchen kontraindiziert!

Teilruptur der Achillessehne

Besonders bei älteren Patienten wird bei Weitem nicht mehr so häufig operiert wie früher. Bei radiologisch dokumentierten Teilrupturen ist – trotz intensiver Therapie – eine Entlastung der verletzten Sehne von ca. sechs Wochen zwingend notwendig. Das Ausheilen eines Achillessehnen-Einrisses (Teilruptur) erfordert vom Patienten viel Geduld und vom Behandler viel Erfahrung und ein engmaschiges Kontrollieren des Heilungsprozesses, der mehrere Monate andauern kann. Bevor der Patient wieder voll belastet, sollte sicherheitshalber ein erneuter MRT-Befund eingeholt werden.

Der Therapieverlauf beinhaltet folgende Maßnahmen:
- *Achilloped-Schuh*
  Bei konservativer Therapie eines Achillessehnen-Einrisses geht man davon aus, dass die Faszien und das Bindegewebe, die das verletzte Areal umgeben, soweit regenerativ zu beeinflussen sind, dass sie die Funktion der Sehne voll übernehmen. Hier helfen flankierende Maßnahmen, insbesondere der Achilloped-Schuh. Dieser ist so gestaltet, dass er die Achillessehne entlastet. Er wird ca. zwei Monate beidseitig getragen; gleichzeitig wird der Patient mit Salbenverbänden und manueller Therapie behandelt.
- Quaddel-Anwendung im Bereich der Läsion
- Wichtig ist die Behandlung eventuell vorhandener Vernarbungen der Wadenmuskulatur.
- Kältebehandlung nur in der akuten begleitenden Entzündungsphase. Danach Wärmetherapie, um die Mikrozirkulation in den schlecht durchbluteten Arealen zu aktivieren. Der Patient kann häufig selbst gut entscheiden, in welchem Verletzungsstadium ihm Kälte oder Wärme besser bekommt.
- Nach circa vier Wochen: Aquajogging im brusthohen Wasser.
  Der Heilungsprozess wird durch Muskelarbeit aktiviert. Die Schwerkraft ist aufgehoben. Wasser hat entstauende Wirkung.
- Gabe von Enzymen, z.B. Phlogenzym, Traumanase forte, Bromelain-POS

Insertionstendopathie am Tuber ischiadicum

Insertionstendopathien am Tuber ischiadicum (Sitzbein) kommen häufig vor. Sie bedürfen eines genauen Palpationsbefundes und sind von einem radikulären Problem zu unterscheiden. Häufig kann man jedoch beobachten, dass beide Ursachen für die Schmerzsymptomatik verantwortlich sein können.

Ursache für Insertionstendopathien am Tuber ischiadicum sind vernarbte Sehnenansatzstrukturen, die nicht elastisch sind und dazu tendieren, immer wieder einzureißen. In diesem Zusammenhang sprach der Autor bei Vorträgen schon vom „Autobein". Besonders dann, wenn die Patienten während stundenlanger Autofahrten eine Brieftasche tragen, die auf den Tuber ischiadicum drückt.

Beschwerden bei chronischer Insertionstendopathie am Tuber ischiadicum
- ziehende Schmerzen vom Sitzbein in den Oberschenkel, zum Teil bis in den Unterschenkel
- häufig Schmerzen beim Sitzen, die vom Sitzbein in den Oberschenkel ziehen
- Typisch für Insertionstendopathien ist ein Anlaufschmerz nach langer Ruhestellung.

Viele Spitzen- und Freizeitsportler leiden jahrelang an diesen Beschwerden, weil die Vaskularisierung an den betreffenden Ansatzstrukturen defizitär ist und dadurch die vernarbten Strukturen schlecht regenerieren.

Aus der Praxis
■ Bei Fußballern lässt sich immer wieder beobachten, dass sich betroffene Spieler in der Halbzeit nicht lange hinsetzen, sondern sich weiter bewegen. Bleiben die betroffenen Strukturen gut durchblutet, verhindert dies den langen Anlaufschmerz nach einer Pause. ■

Beschwerden im akuten Stadium:
- Stechende Schmerzen im Bereich des Sitzbeins, die in den Oberschenkel ausstrahlen
- nach einigen Tagen auftretendes *Hämatom* (kaudal der Läsion)

Das Hämatom sintert nach kaudal und zeigt sich hier an der Oberfläche. Es muss gewissenhaft behandelt werden, um Fibrosen zu vermeiden. Im Sehnenansatzgebiet des Tuber ischiadicum, das schlecht durchblutet ist, können Ergüsse und Hämatome vom Körper schlecht verstoffwechselt werden und deshalb bleibende Beschwerden hinterlassen.

Diagnostik

- Palpation in Seitenlage: Der Patient liegt auf der gesunden Seite und beugt das betroffene Bein leicht an. Das Sitzbein lässt sich so am besten ertasten. Die betroffenen Areale sind häufig sehr druckempfindlich, müssen aber im Seitenvergleich palpiert werden, um die Schmerzsymptomatik herauszufiltern.
- Funktionsdiagnostik: Der Patient beugt in Bauchlage gegen Widerstand sein Bein. Dabei kann der Ort der Läsion durch likalen Schmerz genau bestimmt werden.

Natürlich sollte bei dieser Symptomatik auch immer ein radikuläres Problem (Wirbelfehlstellung, Iliosakralgelenke) ausgeschlossen werden. Die Palpationsdiagnostik ist oft aufschlussreicher als eine Kernspintomographie. Eine Röntgenaufnahme ergibt keine befriedigenden Ergebnisse, da hier nur knöcherne Strukturen sichtbar und die Weichteilstrukturen nicht projiziert werden (Ausnahme: Bursitis calcanea).

Differenzialdiagnostisch sollte man auch an *Tendopathien* oder *Bursitiden am Trochanter major* denken, deren Ursache häufig ein Sturz auf die Hüfte ist, der auch Jahre zurückliegen kann. Hier ist eine gewissenhafte Schmerzpalpation im Seitenvergleich dringend erforderlich.

Symptome bei Irritationen, die vom Trochanter major ausstrahlen
- häufig intensiver Ruheschmerz, indifferent ausstrahlend ins ganze Bein

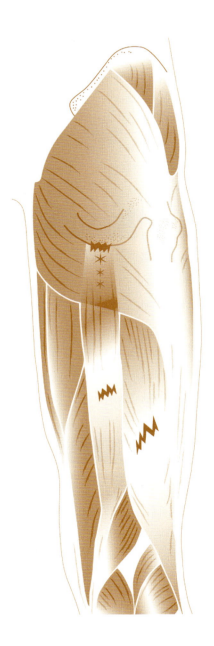

Typische Schmerzpunkte im Bereich der Beugemuskulatur des Oberschenkels

138 Spezielle Krankheitsbilder und Funktionsstörungen

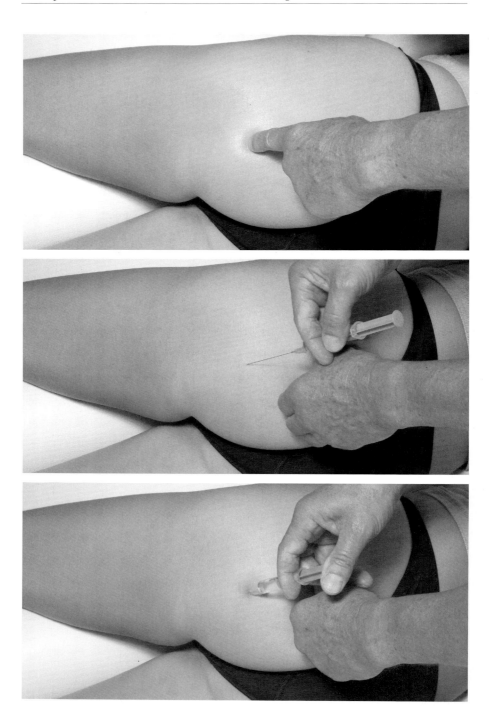

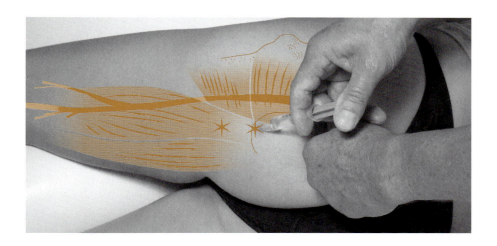

Injektion an den Tuber ischiadicum
Nadellänge: 0,60 x 60 mm
Injektionstechnik: Patient in Seitenlage. Schmerzpalpation im Seitenvergleich erforderlich. Injektion im spitzen Winkel nach caudal ohne Periostkontakt.
Cave: Ischiasverlauf beachten!
Indikation: z.T. alte Zerrungen oder Faserrisse an den Muskelansätzen der Oberschenkel-Beugemuskulatur. Häufig Schmerzen beim Sitzen.
DD: Fibrosen im dorsalen Bereich des Trochanter major.
Empfohlene Injektionspräparate: Traumeel, Lactopurum, Kochsalzlösung, Allya 1%iges Lidocain oder Procain.

- eingeschränkte Mobilität des Beines
- Schmerzen, die im lateralen Bereich über den Tractus iliotibialis Richtung Knie ausstrahlen
- Der Patient kann nicht oder schlecht auf der betroffenen Seite liegen. Wenn er dies tut, wacht er nachts häufig wegen Schmerzen auf.

Therapie der chronischen Insertionstendopathie

- Manuelle Behandlung, wodurch Vernarbungen und Verklebungen gelöst werden können. Dadurch lässt die akute Schmerzsymptomatik häufig bereits merklich nach.

140 Spezielle Krankheitsbilder und Funktionsstörungen

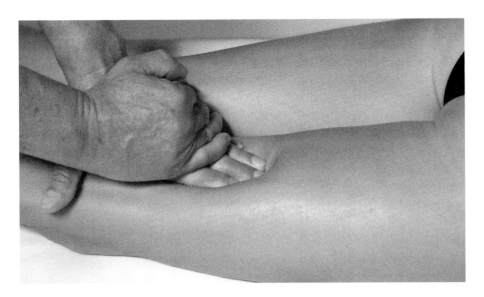

Manuelle Therapie Hamstrings
Manuelle Technik um Vernarbungen und Verklebungen von z. T. alten Verletzungen zu lösen. Beachte: langsame Frequenzen, damit die zu behandelnden Gewebsstrukturen auf den Therapiereiz besser reagieren können. Bei akuten Verletzungen sind Lymphdrainagen und ergänzende Kompressions- und Salbenverbände unverzichtbar.

- Gezielte Injektionen in die vernarbten Strukturen, die das Gewebe regenerieren, Ablagerungen lösen und die Mikrozirkulation anregen.
  Zum Beispiel mit Lactopurum, aconitrop, Panalgan, Traumeel, Hewetraumen und ergänzend O_3, 20 bis 30 ml in niedriger Dosierung; Zusatz von 1 ml 1%igem Procain oder Lidocain hat sich bestens bewährt. Der routinierte Behandler erfühlt bei der Nadelführung Gewebeveränderungen, verhärtete und vernarbte Strukturen.
- Aktivierung der Entgiftungsorgane Leber und Niere, damit Ablagerungen, die gelöst werden, auch verstoffwechselt, vom Körper abgebaut und ausgeschieden werden können; z.B. Entgiftungsmittel wie Phönix Hydrargyrum spag. und Phönix Stellaria spag.; Harnsäurewerte kontrollieren und gegebenenfalls ausschwemmen; die Harnsäurewerte im Blut stellen nur einen Teil der Problematik dar. Viele stark harnsäuresenkenden Mittel senken zwar schnell die Harnsäurewerte im Blut, sind aber nicht in der Lage, das Gewebe zu entgiften. Ein effektiver alternativer Therapie-

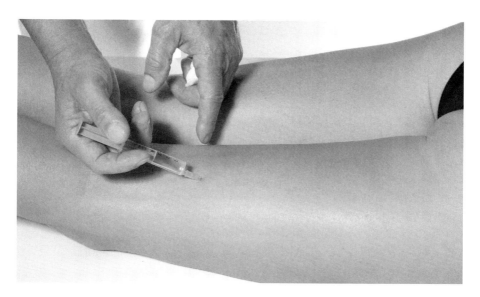

Injektion an den M. biceps femoris
Nadellänge: 0,50 x 40 mm
Injektionstechnik: Häufigster Ort rezidivierender Zerrungen, die auch nach Vorschäden immer wieder einreißen und einbluten können.
Empfohlene Injektionspräparate: Magnesium, Lactopurum, Infi-Secale, aconitrop, Hewetraumen, veno-loges

ansatz sind hier z.B.: Colchicum comp. Gelenk- und Rheumatropfen, Rheumaselect, Phytodolor und verschiedene Teezubereitungen, wie Fugacid Harnsäuretee oder Hevert Stoffwechsel-Tee.
- entzündungshemmende Enzyme: z.B. Phlogenzym, Wobenzym, Traumanase forte oder Bromelain-POS

Diese Maßnahmen müssen als Ganzes betrachtet werden, als ein Therapiekonzept, bei dem zunächst die Voraussetzungen geschaffen werden müssen, damit die Einzelmaßnahmen und Mittel greifen und wirken können. Manuelle Therapie, richtige Injektionstechnik und die Lösung von Ablagerungen unter Berücksichtigung des Abtransports und der Ausscheidung dieser Stoffe müssen ideal zusammenwirken, um effektiv und erfolgreich zu sein.

Stoßwellentherapie
Die seit einigen Jahren mit großen Vorschusslorbeeren angewandte Stoßwellentherapie scheitert häufig daran, dass Ablagerungen – auch Verkalkungen – durch die Stoßwellen zwar gelöst, aber nicht abgebaut und ausgeschwemmt werden. Dadurch setzen sich die Ablagerungen wieder wie ein „Deckel" auf die Problemzonen, und die Schmerzsymptomatik wird oft nicht verbessert, sondern nur verändert.

Kortisoninjektionen
Bei Sportlern, die mit kortisonhaltigen Injektionen vorbehandelt wurden, kommt es immer wieder vor, dass Nekrosen im Gewebe verbleiben, wenn die Wirkung des Kortisons nachlässt. Diese Vernarbungen sind häufig anfällig für weitere Mikrotraumatisierungen oder Mikroeinrisse und sind oft schwieriger zu therapieren als das ursprüngliche Beschwerdebild.

Tendinosen am Tuber ischiadicum und am Trochanter

Bei Tendinosen (degenerative Veränderung an Sehnenansätzen) am Tuber ischiadicum und am Trochanter ist es wichtig, die Funktion des Hüftgelenks zu kontrollieren. Die Kapsel muss elastisch bleiben und die Viskosität der Synovia darf sich nicht zu sehr verändern, damit das Gelenk von keiner Bewegungseinschränkung belastet ist. Das freie Gelenkspiel, das Joint play, ist wichtig, damit keine arthromuskulären Blockaden auftreten, die den Bewegungsablauf durch einen erhöhten Energiebedarf belasten und darüber hinaus zu degenerativen Gelenkveränderungen führen können.

Neuropathien der Beine

Missempfindungen und Parästhesien in Beinen und Füßen, wie Taubheitsgefühl, Kribbeln oder nächtliche Unruhe müssen nicht immer radikulär bedingt sein. Wir erleben in der Praxis nicht selten, dass zwar radiologisch ein Prolaps oder eine Protrusio in den entsprechenden Bereichen dokumentiert werden kann, die Beschwerden jedoch eine andere Ursache haben. Gesellen sich zu den Missempfindungen motorische Ausfallerscheinungen dazu, bedarf es jedoch weiterer diagnostischer Abklärung. Häufig verschlimmern Engpasssyndrome besonders im Bereich des Sulcus tibialis (Tarsal-Tunnelsyndrom) das Krankheitsbild und lösen Parästhesien in Fuß und Zehen aus.

Therapie

- manuelle Therapie
  um myofasziale Verklebungen und häufig verdrehte Muskelspindeln zu lösen und den venösen und lymphatischen Abfluss zu aktivieren
- Gabe von:
  Vitamin B1, B6, B12, Folsäure → oral, i.m. oder i.v.
  Alphaliponsäure → als Infusion oder Tabletten
  Magnesium, Zink und Selen → oral
  Poikiven, Cefalymphat → oral

Tinel-Hoffmann-Zeichen: Durch Klopfen auf den Sulcus tibialis werden Schmerz und Parästhesie ausgelöst. Dann zusätzlich:
  subkutane Injektionen an den Sulcus tibialis, z. B. mit Infi-Secale, veno-loges, aconitrop oder Cefadysbasin;
  im Anschluss Injektion von 7 γ Ozon

Verhaltensempfehlungen
Das häufig ausgesprochene generelle Sportverbot sollte differenziert beurteilt werden, bestätigen doch viele Patienten mit diesem Beschwerdebild, dass Ihnen richtig dosierte sportliche Betätigung ausgesprochen gut bekommt. Sportarten wie z. B. Nordic Walking, Radfahren und Schwimmen fördern die Durchblutung, vor allem die Mikrozirkulation und sind sinnvoll.

Vermeiden sollte man langes Sitzen, wobei die Stuhlkante die Oberschenkelbeuger zu stark komprimiert und die arterielle Versorgung irritiert und venöse Abflussstörungen provozieren kann.

Morton-Neuralgie

Ein besonderes Beschwerdebild sind hauptsächlich bei Belastung auftretende Schmerzen nur im Bereich der Zehen, zumeist Os metatarsale II, III und IV. Der Patient beschreibt diese Schmerzen als Mischung zwischen Taubheit und Brennen und hat das Bedürfnis den Schuh auszuziehen. Die Ursache hierfür ist zumeist ein durchgetretenes fixiertes Quergewölbe des Fußes, einhergehend mit entzündlich verdichteten Kapselstrukturen und einer Fehlstellung der betreffenden Zehengrundgelenke. Dadurch entsteht ein Engpasssyndrom, es bildet sich häufig ein Neurom und die dieses Areal versorgenden Nervi digitales communes werden in ihrer Funktion geschädigt. Klinisch spricht man von einer Metatarsalgie oder der Morton-Neuralgie.

Therapie
Manuelle Therapie
Richtig dosierte Mobilisations- und Traktionsbehandlungen sind häufig die Therapie der Wahl. Ziel der Traktionsbehandlung:
1. Korrektur der Statik und Mobilität der betreffenden Grundgelenke, denn erst dann ist der Fuß in der Lage eine korrigierende Einlage zu tolerieren.
2. Abschwellen der gestressten Gelenkkapsel und Aufheben der Irritation der Nervenbahnen
3. Tapeverband um das Quergewölbe des Fußes zu stützen und die Nervendurchtrittsstellen zu entlasten

Injektionen
Ergänzende Injektionen zwischen die betreffenden Zehengrundgelenke mit Zeel comp. Injektion, aconitrop, Panalgan. Auch hier gilt, dass die Injektionsnadel (0,50 x 40 mm) eine wichtige Sonde darstellt, die informiert, welche Strukturveränderungen für die Nervenirritation verantwortlich sind.

Immunsystem

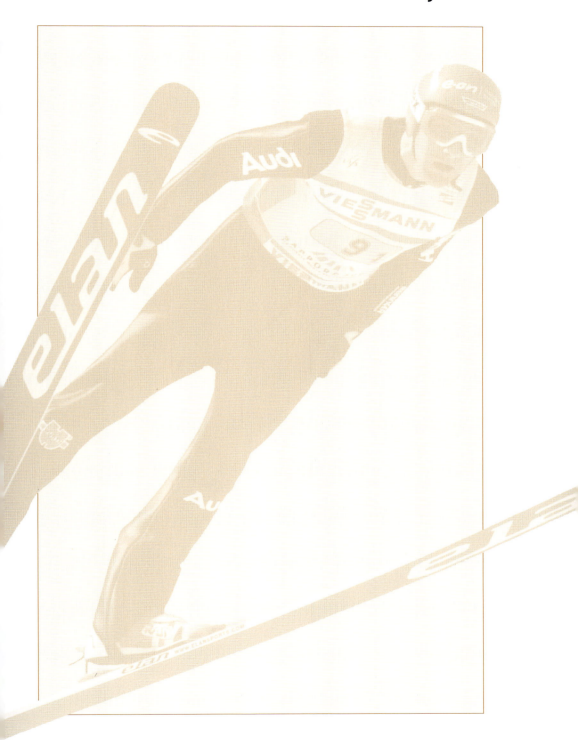

Grundsätzliches zum Sport und dem Immunsystem

Wer regelmäßig Sport treibt und dabei 70 bis 80 % seines Leistungsvermögens abruft, kräftigt sein Immunsystem. Wer sich alle drei Wochen überanstrengt oder Spitzensport betreibt, belastet oder schwächt sein Immunsystem. Als Faustregel für das richtige Maß der körperlichen Belastung für Freizeitsportler gilt ein Trainingspuls von 180 minus Alter.

Wenn Trainingsumfänge gesteigert werden, treten sich häufig wiederholende Krankheitsbilder auf. Das bedeutet, je härter das Training wird, umso mehr wird das Immunsystem belastet, und Schwachpunkte bzw. latente Herde werden aktiviert. Am häufigsten betroffen sind Stirn- und Nebenhöhlen, Tonsillen und Bronchialtrakt. Hier gilt es, die Schwachpunkte des Athleten zu kennen, auch präventiv zu therapieren und eventuell auf die Trainingssteuerung Einfluss zu nehmen, also gegebenenfalls das Training zu reduzieren.

Bei jugendlichen Sportlern, die ihre körperlichen Signale noch nicht richtig interpretieren können und von vielen Seiten beeinflusst werden, ist die Zusammenarbeit zwischen Trainer, Hausarzt, Eltern und Lehrern besonders wichtig (s. Jugendliche Sportler, Seite 175).

Jeder Sportler wird von seinem Biorhythmus gesteuert und unterliegt Leistungs- und Stimmungsschwankungen und auch erhöhter Infektanfälligkeit. Die vielfältigen Trainingsmethoden, die von Sportwissenschaftlern im Lauf der Jahre akribisch ausgearbeitet worden sind, können diese Signale und Reaktionen im Körper des Einzelnen zu wenig berücksichtigen. Sie sind kaum messbar.

Der erfahrene Trainer sollte seine Athleten und deren Stärken und Schwächen genau kennen und diese individuellen Schwankungen in sein Trainingskonzept einfließen lassen.

Bei leichten Infekten, besonders im Stirn- und Nebenhöhlenbereich, ist es günstig, wenn der Patient sich an der frischen Luft bewegt, ohne sich anzustrengen, da sich dann das vorhandene Sekret verdünnt und damit besser abfließen kann.

Während bakterieller Infekte, die mit Antibiotika behandelt werden, sollten die sportlichen Aktivitäten in jedem Fall reduziert werden. Antibiotika, die bei banalen Infekten viel zu häufig eingesetzt werden, schwächen das

Immunsystem, sodass die Anfälligkeit für weitere Infekte dadurch erhöht werden kann.

Für Spitzensportler gilt: Bei exzessiven Trainingsumfängen, wie sie z.B. bei Skilangläufern üblich sind, die im Jahr bis zu 10.000 km trainieren, sollte das Training immer an die körperliche Verfassung der Sportler angepasst sein. Wenn ein Athlet erkrankt und trotzdem seine Trainingseinheiten durchpeitscht, kann er zwar in sein Trainingsbuch schreiben, dass er diese Einheit durchgeführt hat, aber sein Körper kann dieses Training nicht „speichern", sodass es als sinnlos zu betrachten ist.

Erfahrene Trainer wissen um diese Zusammenhänge, jedoch ist die Unkenntnis auf diesem wichtigen Gebiet noch weit verbreitet.

Ein erhöhter Ruhepuls ist ein Zeichen von
- gestörtem Allgemeinbefinden
- beginnender Erkrankung
- noch nicht ganz ausgeheiltem Infekt oder Erkrankung.

Der Ruhepuls ist deshalb ein wichtiger Indikator bei der Frage, ob wieder im vollen Umfang trainiert werden kann. Übergeht man dieses Signal, erhöht sich die Rezidivgefahr.

Infektanfälligkeit bei Sportlern

Man nennt einen Patienten infektanfällig wenn er öfter als vier mal im Jahr fieberhafte und teils schmerzhafte Entzündungskrankheiten mit Allgemeinsymptomen wie z.B. Husten oder Schnupfen hat.

Dass Sport im Allgemeinen den Organismus vor Infekten schützt, ist eine richtige wie auch alte Meinung. Nur hat sich in unserem modernen Lebensverständnis mittlerweile die Einstellung zum Sport verändert. Viele Sportler betreiben ihre Lieblingssportarten mit einer derartigen Intensität, Konstanz und Kontinuität, dass man sie eigentlich ohne zu übertreiben dem Spitzensport zuschreiben könnte bzw. müsste!

Gerade Ausdauersportler sind durch ihre extremen körperlichen Belastungen erfahrungsgemäß viermal so infektanfällig wie Normalbürger! Nach Untersuchungen der Universität Köln und der deutschen Sporthochschule in Köln nimmt die Immunabwehr unter sportlicher Betätigung kontinuierlich zu, bis zu einer individuell unterschiedlichen Belastungsdosis. Von da an kehrt sich der Effekt um, weshalb Hochleistungssportler wieder ähnlich infektanfällig sind wie Sportabstinenzler.

Bei extremen Anforderungen vor, während und unmittelbar nach Wettkämpfen können Sportler vorübergehend in eine Immunschwäche geraten, einen Erschöpfungszustand, der – je nach Anforderungsgrad und individuelle Konstitution – für Stunden oder Tage anhalten kann. Das Immunsystem ist in dieser Zeit mit Aufräum- und Reparaturmaßnahmen vollauf beschäftigt und hat daher keine weiteren Kapazitäten frei. Der Organismus ist in dieser „open window"-Phase hoch anfällig für Angriffe aller – insbesondere infektiöser – Art.

Die Konstitution

Für die Infektanfälligkeit und den individuellen Krankheitsverlauf ist eine Vielzahl von Faktoren verantwortlich, unter denen die Individualkonstitution eine herausragende Rolle spielt. Die Konstitution ist zuständig für die Fähigkeit des Gesamtorganismus, sich an veränderte Um- und Inweltbedingungen anzupassen und angemessen darauf zu reagieren. Durch die Konstitution werden die organischen Schwachpunkte definiert. Sie stellt somit eine „Leitschiene" dar für die Krankheitsentwicklung und den Krankheitsverlauf.

Die meisten Systeme der Konstitutionstypen gehen zunächst von körperlichen Merkmalen aus und nutzen hier den offensichtlichen Gegensatz zwischen Schlank- und Breitwuchs aus. Andere Systeme verknüpfen Körperbautypen mit Temperament, Charakter und Verhalten.

- Bewegungs-Naturell: grobwüchsig und muskulär
- Empfindungs-Naturell: schlankwüchsig vertikal, extrem: Astheniker
- Ernährungs-Naturell: breitwüchsig oder extrem: Phlegmatiker

Reine Konstitutionstypen sind dabei relativ selten, meist finden sich Mischformen. So findet man unter den „Bewegungsfreudigen" nicht nur das Bewegungs-Naturell, sondern durchaus auch die beiden anderen Konstitutionstypen mit entsprechenden Mischtypen.

Die *Darmflora* ist neben den Tonsillen und dem Rachenring meist die erste Schranke auf die ein Erreger stößt und damit eine wichtige Voraussetzung für das Funktionieren unseres Immunsystems. Aus diesem Grunde ist es jedes Mal eine sorgfältig abzuwägende Entscheidung ob im Falle eines Infektes tatsächlich Antibiotika verabreicht werden müssen oder ob der daraus resultierende „Begleitschaden" an der Darmflora, die eventuell schnellere Besserung der Symptome in keiner Weise rechtfertigt. Untersucht man die Darmflora infektanfälliger Menschen, dann kann praktisch immer eine massive Verminderung der lebensnotwendigen Darmbakterien (Bifidus-, Bacteroides- und Lactophilus-Bakterien) festgestellt werden.

Diese Zusammenhänge finden sich generell natürlich bei allen Konstitutionstypen, wobei die Ausprägungen dabei überraschend unterschiedlich sein können. Ausgehend vom „Sportler-Normaltyp" des Bewegungsnaturells – der nicht minder darmanfällig ist – kann man dem Empfindungsnaturell grundsätzlich eine noch größere Empfindlichkeit nachsagen, was im Zusammenhang mit dem Darm meist eine beschleunigte Darmtätigkeit bedeutet! Es kann z.B. auch sein, dass er auf bestimmte Nahrungsmittel noch wesentlich sensibler reagiert. Ganz anders beim Ernährungsnaturell, der oft unter einer verlangsamten Darmtätigkeit leidet, damit allerdings auch Gefahr läuft, bestimmte Stoffe zu lange im Körper zu behalten, bei denen es grundsätzlich besser wäre, wenn sie so schnell als möglich „draußen" wären! Das meist gesetztere Ernährungsnaturell birgt erfahrungsgemäß auch häufiger die Gefahr, bezüglich des Lymphsystems noch verstopfter zu sein.

Therapie

Die Therapie der Infektanfälligkeit basiert auf vier Säulen.
- Diät
- Aufbau der Darmflora und Darmschleimhaut
- Immunaufbau
- Entfernung von darm- und immunschädigenden Giften

Empfehlungen zur Diät
- Vorsicht bei Kuhmilchprodukten!
  Die langkettigen Eiweißmoleküle der Kuhmilch verschleimen.

Alternativ: Reismilch, Hafermilch und Sojamilch
- Sparsam sollte auch mit Hühnerei, bzw. Hühnereiweiß umgegangen werden.
- Auf Schweinefleisch jeglicher Art (Wurst) verzichten!
  Der Grad der Verunreinigung und die damit zusammenhängende Allergiegefahr stellen besonders für den infektanfälligen Sportler ein Risiko dar.
- Vorsicht mit Nüssen!
  Allergiegefahr.
- Verzicht auf weißzuckerhaltige Getränke und Speisen
  Alternativ: Banane, Datteln
- Vorsicht mit Zitrusfrüchten!

Darmaufbau
Der Darmaufbau muss mit entsprechenden Darmpräparaten erfolgen. Gute Erfahrungen machen wir täglich mit den Präparaten der Firmen Ardeypharm und Syxyl. Beim infektanfälligen Patienten kann auch eine Stuhlprobe diagnostisch hilfreich sein, um gezielte Erkenntnisse zu erhalten, wo womöglich noch „Untermieter" in Form von Parasiten (Würmern) oder Pilzen, z.B. Candida, zu finden sind.

Immunaufbau
Der Immunaufbau muss individuell bzw. konstitutionell angegangen werden. Stehen beim Empfindungsnaturell begleitend immer auch nervlich stärkende Medikamente auf dem Programm, so sind es beim Ernährungsnaturell auf jeden Fall Stoffwechsel antreibende Mittel.
- gezielte Zufuhr von Spurenelementen und Mineralstoffen:
  Selen, Magnesium, Vitamine und Zink
- Übersäuerung therapieren. Bewährt hat sich z.B. Bullrich's Vital, Basakatt (Kattwiga) oder Basica
- Kneipp-Anwendungen
  Trockenbürsten, trockenes Abbürsten des gesamten Körpers vor dem Duschen;
  Wechselduschen
- Eigenblutbehandlung (s. Seite 215)

Entfernung von darmschädigenden und immunschädigenden Giften
Schwierig ist oft die gezielte Entfernung von Darm schädigenden und Immunsystem schädigenden Belastungen/Giften.

Hierbei spielt die Herdsuche und -behandlung eine zentrale Rolle. Herde können z.B. eine latent entzündliche Gallenblase, ein unentdecktes allergisches Geschehen (Nahrungsmittelallergie) oder Amalgam-Zahnfüllungen sein. Solange der Herd nicht beseitigt wird, kann sich auch das Immunsystem nicht wirklich erholen.

Auch das psychosoziale Umfeld, oder mit anderen Worten die Beziehungen, die den Sportler mit seiner Umwelt ausmachen, werden einen nicht unerheblichen Einfluss auf seine Gesundheit haben können. Das heißt also, auch in dieser Hinsicht muss man den Menschen in seiner Gesamtheit sehen und ihn in jeder Ebene unterstützen.

Regeneration nach Ausdauerwettkämpfen

Nach erschöpfenden Ausdauerwettkämpfen kann die Erholungsphase sechs bis zwölf Wochen betragen. Nach einem Marathonlauf ist das Immunsystem so stark geschwächt, dass die Infektanfälligkeit besonders hoch ist. Dabei sollte man darauf achten, dass Sportler nach dem Wettkampf nicht zusammensitzen oder zum Beispiel jugendliche Sportler nicht im Bus zusammen heimfahren, weil die Ansteckungsgefahr besonders hoch ist.

Die Zeit der Erholung hängt ab von der Art der Belastung, vom Ausmaß der Erschöpfung und vom Verhalten des Athleten in den Stunden nach einer Belastungsphase. Man sollte dann natürlich auch das vegetative Nervensystem, das heißt die Psyche, auf Entspannung und Erholung umstellen.

Besonders bei Leistungssportlern und älteren Menschen spielt der oxidative Stress eine große Rolle. Es sollten vermehrt Antioxidanzien eingenommen werden. Diese sind in der Lage, die Energiereserven zu verbessern. Bewährt haben sich in unserer Praxis:
- Zink
- Selen
- Vitamin B12 und Folsäure

- Corinex, Kiara
- Coenzyme
- Blütenpollen
- Gelee Royale, z.B. Matricell Königinnen-Trank von St. Johanser

Tonsillen

Gesunde Tonsillen sind mitverantwortlich für ein gut funktionierendes Immunsystem und ein leistungsfähiges Bindegewebe. Die Größe der Tonsillen ist nicht immer ein Hinweis auf ihre toxische Belastung. Auch kleine Tonsillen können stark belastet und wenig funktionsfähig sein.

Verschiedene naturheilkundliche Therapieansätze zielen darauf ab, die Funktion der Tonsillen möglichst zu erhalten. Gelingt das nicht, sollte man sich entschließen, die Tonsillen entfernen zu lassen. Nach einer Tonsillektomie ist es wichtig, postoperative Narbenstörfelder therapeutisch zu berücksichtigen.

Therapie

Cefalymphat 3 x 30 Trpf. oder Cefasept 3 x 30 Trpf., ergänzend
Orthomol Immun Trinkfläschchen und hochdosiert Vitamin C;
z.B. Vitamin C Wörwag 1000 mg 3 x 1 Tbl.;
Zum Gurgeln Retterspitz spezial oder Salviathymol
Wichtig ist eine ausreichend hohe Luftfeuchtigkeit in den Räumen, ca. 60 %.

Ein unverzichtbarer Bestandteil unserer Therapie, besonders prophylaktisch, sind Injektionen an die Mandelpole. Im Falle einer Tonsillektomie sollten auch die Tonsillektomienarben unterflutet werden, um das lymphatische Gewebe des Rachenrings zu entlasten. Folgende Präparatemischungen haben sich in unserer Praxis seit Jahrzehnten besonders bewährt:
1 ml Cefalymphat (oder Infi-Myosotis),
1 ml Schwörosin,
1 ml 1%iges Lidocain

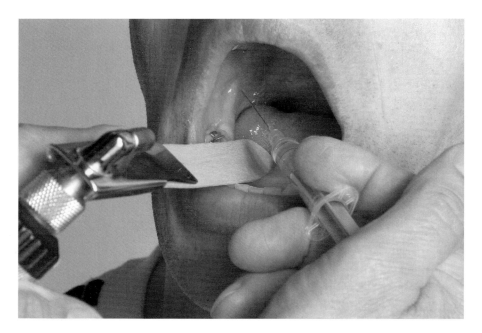

Injektion an die Tonsillen bzw. Tonsillennarben
Nadellänge: 0,50 x 40 mm; auf fest sitzenden Nadelkonus achten!
Injektionstechnik: nur sichtbare Quaddel applizieren um kein Gefäß zu erwischen.
Cave: Nicht in akut entzündliches Gewebe injizieren!
Indikation: Tonsillitis, Seitenstrangangina, lymphatische Diathese
Empfohlene Injektionspräparate: Cefalymphat, Infi-Myosotis, Schwörosin, Lidocain oder Procain

Im akuten Stadium sollten diese Injektionen an die Mandelpole nicht durchgeführt werden, da hierdurch die Symptome aktiviert werden können. Dies kann im Sinne der naturheilkundlichen Denkweise sinnvoll sein, kann aber für den Sportler, der am nächsten Tag einen Wettkampf bestreiten will, fatale Folgen haben.

Das Pfeiffer-Drüsenfieber

Beim Pfeiffer-Drüsenfieber handelt es sich um einen viralen Infekt, der Erreger ist das Epstein-Barr-Virus (EBV). Übertragungsweg ist die Tröpfcheninfektion. Da der Erreger auch durch Küssen übertragen werden kann, nennt man die Erkrankung auch „kissing disease".

Die meisten Patienten kommen erst in die Praxis, wenn der Infekt bereits fortgeschritten ist, da die Erkrankung im akuten Stadium selten diagnostiziert wird. Leider werden immer noch zu häufig Antibiotika gegeben. Dies ist nur dann sinnvoll, wenn ein bakterieller Infekt hinzukommt. In diesem Fall muss die Art der pathologischen Keime (Bakterien) durch einen Abstrich genau definiert werden, um im Anschluss ein spezifisches Penicillin verordnen zu können.

Bei einer Infektion mit dem Epstein-Barr-Virus mobilisiert das Immunsystem alle Kräfte, um das Virus in Schach zu halten. Wird der Körper durch falsche oder nicht spezifische Antibiotika-Gaben oder überdosiertes Training zusätzlich geschwächt, hat das Virus „leichtes Spiel".

Therapie

Das Virus setzt sich in der Leber fest und kostet dem Immunsystem und eben auch der Leber sehr viel Energie. Unsere therapeutischen Möglichkeiten bestehen deshalb darin, das Immunsystem des Patienten in verschiedenen Bereichen zu stimulieren und die Leberfunktion zu stärken. Entscheidend für eine vollständige Genesung ist das Mobilisieren der körpereigenen Selbstheilungskräfte. Diese Therapie benötigt viel Geduld.

Der Schweregrad des Pfeiffer-Drüsenfiebers sollte nicht anhand des Blutbildes, sondern anhand des subjektiven Empfindens des Patienten beurteilt werden.

Psychische Faktoren wie Stress, Ärger, Kummer und Sorgen sollten mit dem Patienten besprochen und nach Möglichkeit reduziert bzw. minimiert werden. Auch Umweltbelastung, Elektrosmog (Handy) und die Ernährung sind wichtige Aspekte, die unbedingt in die Therapie mit einfließen müssen. Hier sollte der Patient für ihn praktikable Lösungen finden.

- Injektion an die Mandelpole (Tor für das Immunsystem) ist beim EBV-Patienten unumgänglich (s. Seite 156). Zur Aktivierung des Lymphsystems Injektionen, z. B. mit Cefalymphat, Infi-Myosotis oder Schwörotox ergänzend 0,5ml 1%iges Lidocain
- gegebenenfalls Vitamin-C-Infusionen (Pascorbin 7.5 g) im akuten Stadium.
  Bei oraler Zufuhr von Vitamin C werden von 1000 mg ca. 300 mg vom Körper aufgenommen, bei Infusionen fast die ganze Dosis (nach einer Studie der Firma Pascoe)
- Vitamin B12 3000μ, hepa-loges N, (keine Folsäure, da Virennahrung) einmal wöchentlich intraglutäal
- Orthomol Immun pro (Monatspackung): Nährstoffe fürs Immunsystem sowie probiotische Kulturen für den Darm
  Matricell Königinnen-Trank (Monatspackung); jedoch zeitversetzt, erst Orthomol Immun pro, dann Matricell Königinnen-Trank
  alternativ für Orthomol Immun pro auch Synovia 2000 Konzentrat
- ergänzend von Anfang an zur Bekämpfung des EBV: Epstein-Barr-Virus-Nosoden von Staufen Pharma. Hier verwenden wir die Potenzstufen von der D6 bis D200 und lassen den Patienten die einzelnen Stufen mit einem Ampullenzerstäuber (Fa. Braun), zweimal täglich 2 Hübe in den Rachenraum, durchmachen.
- Leber-Galletropfen Cosmochema 3 x 20 Tr. oder metaheptachol

Die ersten 3 Punkte werden zur Therapieeinleitung in der Praxis angewendet, gegebenenfalls wöchentlich wiederholt (ca. 4-mal). Gesamtdauer der Therapie 4 bis 6 Wochen.

Bei Sportlern sollte unbedingt in die Trainingssteuerung eingegriffen werden. Eine zu frühe oder zu intensive Belastung nach einer Erkrankung kann zu einem erheblichen Rückschlag führen und schwächt das Immunsystem erneut.

Abschließend ist noch zu erwähnen, dass die Summe einzelner Faktoren dazu führt, dass das Immunsystem nicht adäquat arbeitet und sich eine latente virale Belastung ausbreiten kann. Darum sollte die Therapie breit gefächert sein, um alle für die Schwächung des Immunsystems in Frage kommenden Faktoren mit einzuschließen.

Impfung

Impfungen sind ein wesentliches Instrument bei der Kontrolle gefährlicher Seuchen wie Diphtherie oder Kinderlähmung. Doch das Konzept, immer harmlosere Erkrankungen mit zwar hoch wirksamen, aber risikoreichen Arzneimitteln bzw. Impfungen zu unterdrücken, muss aus dem Blickwinkel einer auf den einzelnen Menschen hin orientierten Medizin sehr kritisch beurteilt werden.

Akute Erkrankungen haben einen wichtigen Stellenwert in der Entwicklung des Immunsystems und wahrscheinlich auch der Persönlichkeit. Es mehren sich Hinweise, dass fieberhafte Erkrankungen, auch typische Kinderkrankheiten, einen gewissen Schutz vor Krebserkrankungen, Autoimmunerkrankungen und Allergien darstellen. Viele Sportler lassen sich schon seit Jahren nicht mehr gegen Grippe impfen, weil sie sich danach lange Zeit nicht leistungsfähig und angeschlagen fühlen.

Dieses komplexe und umfangreiche Thema kann in diesem Buch nicht behandelt werden, deshalb muss hier auf die umfangreiche Literatur verwiesen werden. Ich empfehle das sehr informative und fundierte Buch: Impfen – pro und kontra. Das Handbuch für die individuelle Impfentscheidung Verlag Knaur Mens Sana.

Atemwege

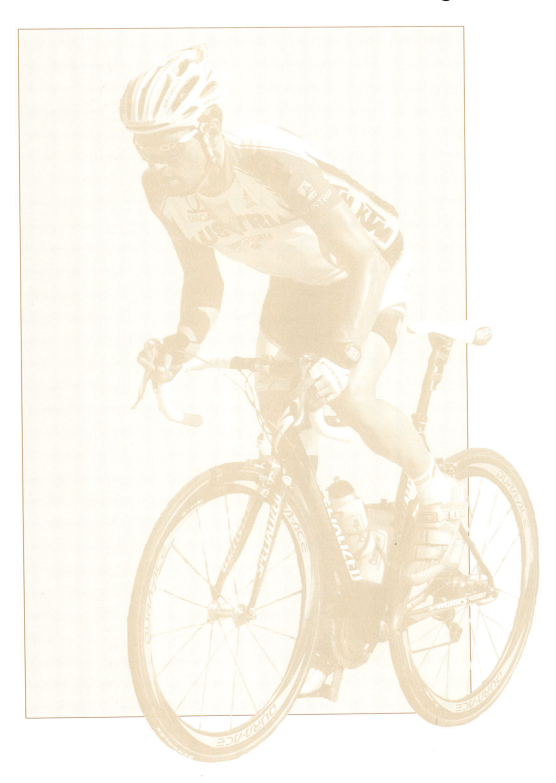

Atemwegserkrankungen kommen bei Sportlern, besonders bei Leistungssportlern, häufig vor und sind nicht leicht zu behandeln.

Zu den Atmungsorganen gehören Nase, Rachen, Kehlkopf, die Luftröhre und ihre Verzweigungen, das Brust- und Zwerchfell und die Atemmuskulatur. Stets zu beachten ist auch die Funktion der Rippenwirbelgelenke im Bereich der Brustwirbelsäule und die Funktionsfähigkeit der Interkostalmuskulatur.

Auch hier gilt es, jugendliche Sportler besonders gewissenhaft zu betreuen und beginnende Symptome von Affektionen der Nasennebenhöhlen, Reizhusten und Bronchialbeschwerden rechtzeitig zu erkennen und zu therapieren. Dabei ist eine Reduzierung der Trainingsintensität von größter Wichtigkeit, denn je intensiver das Training, desto mehr wird das Immunsystem belastet.

Atemmuskulatur und Wettkampfatmung
Auch Athleten mit ausgeprägter Muskulatur haben oft Probleme, die Atemmuskulatur im Wettkampf abzurufen. Häufig wird übersehen, dass die Atemmuskulatur eines Sportlers zwar kräftig ist, aber einen zu hohen Ruhetonus hat und daher nicht ausreichend funktionsfähig ist. Dies betrifft hauptsächlich die *Interkostalmuskulatur* aber auch die Atemhilfsmuskulatur. Das Seitenstechen hängt nicht nur mit einem Pfortaderstau zusammen, sondern auch mit anderen Störfaktoren. Einer dieser Störfaktoren ist die mangelnde Funktionsfähigkeit der Atemmuskulatur.

Um diesen Problemen vorzubeugen, sind folgende Empfehlungen sinnvoll:
- bei Bedarf manuelle Techniken an den Faszien der Interkostalmuskulatur, um Fehlfunktionen des Zwerchfells zu beseitigen
- Kontrolle der Wirbelkörper der Brustwirbelsäule: die Rippenwirbelgelenke müssen mobil sein. Blockaden, die sowohl die Atmung als auch die Herzleistung negativ beeinflussen können, müssen gelöst werden.
- chiropraktische und osteopathische Manipulationen
- gezieltes Dehnen im Training und vor dem Wettkampf
- Wettkampfatmung vor Beginn des Starts imitieren

Sinubronchitis

Über 90 % aller Atemwegsinfektionen werden durch Viren ausgelöst. Zumeist handelt es sich um Parainfluenza- oder RS-Viren. Virale Infektionen sprechen auf Phytotherapeutika gut an. Nur ca. 10 % der Atemwegsinfektionen sind bakteriell bedingt.

Die bereits vorgeschädigte Schleimhaut reagiert besonders anfällig auf eine Zweitinfektion durch Bakterien. Hier muss der Therapeut die Begleitsymptome erkennen. Wenn der zunächst weißliche Schleim eine gelbliche oder grünliche Farbe annimmt, das Fieber steigt und es zu Blutbildveränderungen kommt, sind Antibiotika einzusetzen. In diesen Fällen ist es oft sinnvoll, zweigleisig zu therapieren.

Man sollte differenzialdiagnostisch auch immer an eine allergische Disposition denken und entsprechend therapieren.

Gerade nach einem Wettkampf ist die Infektanfälligkeit besonders hoch. Folgende Verhaltensempfehlungen zur Prophylaxe gilt es zu beachten:

- *Trainingsintensität bei beginnenden Symptomen drosseln*
  Diese Empfehlung gilt sowohl für Freizeit- als auch für Spitzensportler. Der Körper braucht seine Energien in diesem Stadium, um mit dem Infekt fertig zu werden. Wichtig ist immer, dass der Freizeit- und Spitzensportler seine Trainingssequenzen auch speichern kann. Das gelingt nur, wenn die körperlichen Voraussetzungen gegeben sind.
- *Ausreichend* und nicht zu kalt *trinken*.
- Während der Heizperiode für *ausreichende Luftfeuchtigkeit* in den Aufenthaltsräumen sorgen.
- Auf *trockene Kleidung und warme Füße* achten!

Therapie der Bronchitis

Zum Therapiekonzept gehören neben den oral applizierten Präparaten subkutane Injektionen, die man an entsprechende Triggerpunkte (siehe Abbildungen Seite 166 und 167) platziert:

- die Fossa jugularis
- die Sternoklavikulargelenke
- die sekundären Bronchialpunkte im Bereich der Trapeziusmuskulatur

Bei Bronchitis, spastischer Bronchitis sowie allergischen Erkrankungen der Atemorgane wie Heuschnupfen und Asthma haben sich folgende *Injektionspräparate* bewährt:
- Infi-Drosera Injektio
- Asthmatika Fides S
- Infi-Colocynthis
- Infi-Lachesis zur Umstimmung bei allergischen Reaktionen, Heuschnupfen und Bronchialasthma
- Infi-Myosotis als Lymphmittel
- elhatop

Orale Therapie:
- Cefasept
- Cefabronchin
- Asthmavowen
- Roth's RKT classic Tropfen
- 110 Pulmonaria S

Erfahrene Therapeuten kombinieren diese Präparate und setzen sie je nach Indikation als Mischinjektion ein, wobei häufig die Wirkung durch Beigabe von 1–2 ml Eigenblut optimiert werden kann. Bei der Anwendung von Injektionspräparaten verschiedener Firmen ist zu beachten, dass jeder Therapeut für den Inhalt seiner Mischinjektion selbst verantwortlich ist.

Therapie der Sinusitis

Die Sinusitis ist eine Entzündung der pneumatischen Räume des Gesichtsschädels. Ihr Entstehen ist häufig abhängig von einem überlasteten Immunsystem oder steht in Verbindung mit einem banalen oder grippalen Infekt. Stets sollte man auch an ein allergisches Geschehen oder eine toxische Belastung, z.B. Umweltgifte, denken.

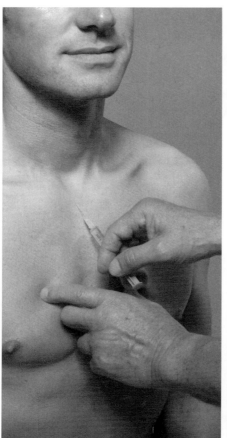 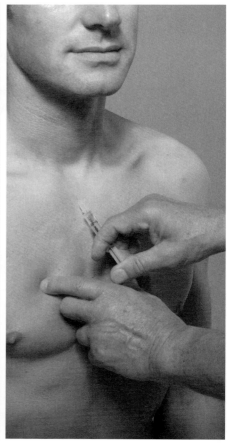

Injektion an die Fossa jugularis
Nadellänge: 0,40 x 20 mm
Injektionstechnik: Injektion subcutan, Cave: Trachea sitzt erstaunlich oberflächlich!
Indikation: Reizhusten
Empfohlene Injektionspräparate: Infi-Drosera-Injektion, Injectio antiasthmatica Fides, Infi-Colocynthis-Injektion, Infi-Lachesis-Injektion, elhatop, Infi-Myosotis

Sinubronchitis 167

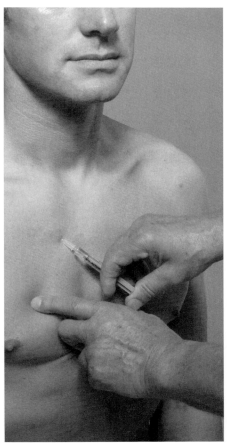
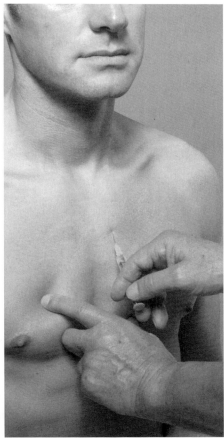

Injektion an die Bronchialpunkte

Nadellänge: 0,40 x 20 mm

Injektionstechnik: Quaddeln an costo-sternale oder intercostale Triggerpunkte; besonders effektiv mit Beigabe von 1 – 2 ml Eigenblut.

Indikation: akute und chronische Bronchialreizungen, Asthma bronchiale

Empfohlene Injektionspräparate: Infi-Drosera-Injektion, Injectio antiasthmatica Fides, Infi-Colocynthis-Injektion, Infi-Lachesis-Injektion, elhatop, Infi-Myosotis

Der Sekretstau ist für die typischen Leitsymptome verantwortlich:
- Klopfschmerz über der befallenen Region
- gestörte Nasenatmung und
- gestörte Geruchswahrnehmung

Behandlungsziel ist es in erster Linie, die Abwehrkräfte zu steigern, die Schleimhautdurchblutung und die Fließfähigkeit des Sekrets zu verbessern und die Schleimhautschwellung zu vermindern.

Folgende homöopathische *Nasentropfen* und Mittel sind wegen ihrer abschwellenden Wirkung empfehlenswert:
- Euphorbium Nasentropfen SN der Fa. Heel
- 220 Arum Nasentropfen S
- Rapako Compositum von der Firma Truw Arzneimittel

Allopatische Nasentropfen wirken symptomatisch zwar stark schleimhautabschwellend, sollten aber nur kurzfristig eingesetzt werden, da sie bei längerem Gebrauch die Schleimhäute austrocknen und dadurch die Infektanfälligkeit langfristig erhöht wird. Nasenspülungen, z.B. mit Emser Salz, sind ergänzend sehr zu empfehlen.

Rotlichtbestrahlungen werden vom Patienten häufig als angenehm empfunden. Wenn jedoch dabei vermehrt Druck und Schmerzen auftreten, kann das ein Hinweis darauf sein, dass sich ein entzündlicher Prozess aktiviert. Deshalb sollte man die Reaktion des Patienten immer beachten und in das Behandlungskonzept integrieren.

Inhalationen durchführen lassen. Folgende Pflanzenwirkstoffe mit entzündungshemmenden und sekretolytischen Eigenschaften haben sich hier bewährt: Thymian, Fichtennadelöl, Primel, Eibisch, Anis, Kamille und Hamamelis. Wichtig ist es, stets auf eine ausreichende Luftfeuchtigkeit von ca. 60% zu achten!

Bewährte Injektionen:
- Injektionen an die Tonsillen und an die Nasenwurzel (siehe Fotos) mit einer Ampulle Schwörosin plus einer Ampulle Cefalymphat oder Infi-Myosotis plus 0,5ml 1%iges Lidocain oder Procain

- Ergänzend 1- bis 3-mal wöchentlich 0,5ml Eigenblut mit einer Ampulle Cefasept oder Engystol oder Infi-Echinacea intramuskulär.

Orale Therapie:
  entzündungshemmende Enzyme, z.B. Phlogenzym 3 x 2 Tbl.
  oder Wobenzym 3 x 5 Tbl.

Manuelle Therapieformen, die den Lymphfluss aktivieren, reflektorische Muskelverkrampfungen lösen und eventuell vorhandene Wirbelblockaden auflösen, sollten im Therapiekonzept nicht fehlen. Blockaden des zweiten Halswirbels können für rezidivierende Sinusitiden mitverantwortlich sein!

Bei ständigen Rezidiven sollte man stets an eine Darmsanierung denken.

Asthma bronchiale

Asthma bronchiale ist gegenwärtig immer noch schwer zu therapieren. Bei der Entstehung des Asthmas spielen unterschiedliche Faktoren eine Rolle, von genetischen Faktoren bis hin zu verschleppten Bronchitiden. Es ist wichtig, bei beginnenden Symptomen sofort den Trainingsumfang zu reduzieren, um das Immunsystem nicht weiter zu schwächen und den Bronchialtrakt nicht zu überlasten.

Im Hochleistungssport kennt man mittlerweile die Begriffe belastungs- und kälteinduziertes Asthma. Durch Belastungs- und Provokationstests in der Kältekammer versucht man die Erkrankung zu dokumentieren. Den betroffenen Patienten ist es dann erlaubt im Wettkampf kortisonhaltige Sprays zu verwenden, die auf der Dopingliste stehen und sonst verboten wären.
Bei jungen Athleten durchgeführte Provokationskältetests sind meines Erachtens abzulehnen, da sie häufig über mehrere Tage und Wochen anhaltende Bronchialreizungen auslösen können.

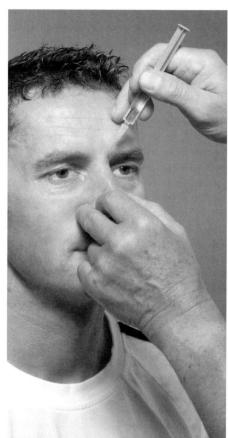 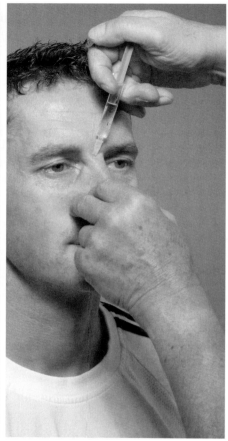

Injektion an die Nasenwurzel

Nadellänge: 0,40 x 20 mm

Injektionstechnik: nach erfolgter Quaddel an die Nasenwurzel Stichkanal ändern und ohne knöchernen Kontakt links und rechts der Nasenbeine nach caudal um Verklebungen zu lösen.

Cave: Nach Injektion kurze Kompression um ein Hämatom zu verhindern.

Indikation: akute und chronische Sinusitis und Rhinitis, Pollenallergie, Pfeiffer Drüsenfieber

Empfohlene Injektionspräparate: Cefalymphat, Infi-Myosotis, Schwörosin, elhatop, 0,5 ml 1%iges Lidocain oder Procain

Therapie

Bei asthmatischen Beschwerden stehen uns wirksame homöopathische Komplexmittel zur Verfügung. Sie stimulieren den Bronchialtrakt und wirken spasmolytisch, haben keine unerwünschten Nebenwirkungen und bekommen den Patienten ausgesprochen gut. Wir injizieren homöopathische Präparate subkutan an Triggerpunkte (s. Abbildungen Seite 166 und 167) und erreichen damit eine noch weit höhere Effektivität als bei oraler Gabe. Die hauptsächlich verwendeten Injektionspräparate sind:
- Asthma HM Inj. (Pflüger)
- Injectio antiasthmatica Fides
- Infi-Drosera und Infi-Myosotis; Infi-Colocynthis wirkt spasmolytisch.
  Bei allergischen Reaktionen ergänzend Infi-Lachesis

Optimiert wird die Wirkung dieser Präparatekombination durch die Beimengung von 1 – 2 ml Eigenblut.

Ergänzend orale Gabe, z.B.:
- Asthmavowen
- Pulmosan, Fa. Steierl

Es wird immer schwieriger, Spitzensportler medizinisch adäquat zu betreuen, weil die Liste der Medikamente, die in der Dopingliste aufgeführt sind, immer länger wird und mittlerweile auch vor Phytotherapeutika und Homöopathika nicht Halt macht.

Ein Beispiel: Für ein Hustenmittel mit einem homöopathisch potenzierten pflanzlichen Wirkstoff, das rezeptfrei erhältlich und frei von unerwünschten Nebenwirkungen ist, brauchen Athleten bestimmter Sportarten Sondergenehmigungen.

Hier sollte man nicht über das Ziel hinausschießen und im Interesse des Sportlers einige Begriffe neu definieren.

Jugendliche Sportler

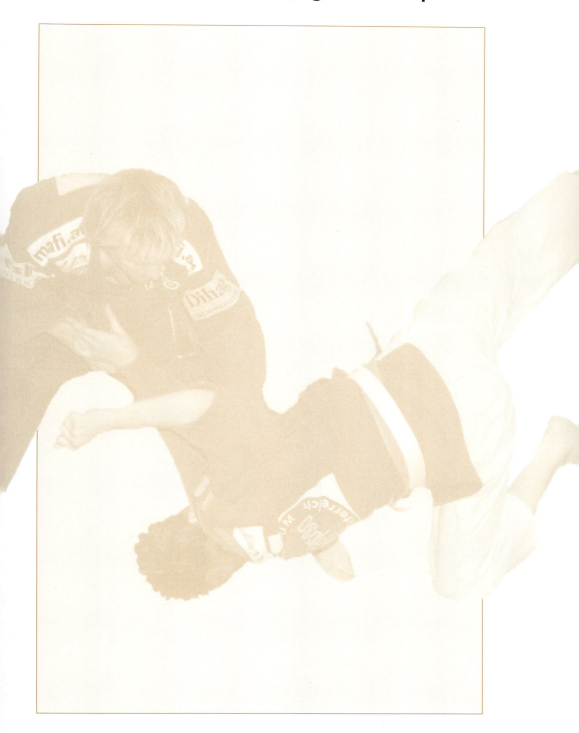

Ein intensives Training von Kindern und Jugendlichen mit dem Ziel, aus ihnen später Spitzenathleten werden zu lassen, sollte nicht ohne sportmedizinische Eingangsuntersuchung durchgeführt werden und unter regelmäßiger, sportmedizinischer Überwachung erfolgen.

Jugendliche Sportler bedürfen einer besonders aufmerksamen und umfassenden medizinischen Betreuung. Das gilt nicht nur für die Behandlung von Verletzungen des Bewegungsapparates und rezidivierender Infekte, sondern auch präventiv.

Während viele Erwachsene über eine 38-Stunden-Woche klagen, müssen sporttreibende Kinder und Jugendliche häufig deutlich mehr leisten. Neben ihren schulischen Verpflichtungen trainieren sie vier- bis sechsmal wöchentlich. Darüber hinaus bestreiten sie in diesem Zeitraum noch Wettkämpfe, z.B. für die Schulmannschaft, für den Sportverein, für den Verband usw. Dazu kommt noch der Firm- oder Konfirmationsunterricht, oft wird noch ein Musikinstrument gelernt. Eltern, Lehrer, Trainer, Übungsleiter, Pfarrer usw. beeinflussen häufig ohne gegenseitige Absprachen den Tagesablauf und das Trainingsprogramm der Kinder und Jugendlichen.

Nicht selten sind rezidivierende Infekte oder andere Erkrankungen ein Zeichen der Überlastung der Jugendlichen und gleichzeitig ein Signal dafür, dass an dieser Situation etwas geändert werden muss. Rezidivierende Infekte z.B. der Atemwege können zu chronischen Erkrankungen bis hin zum Asthma bronchiale führen. Bei chronisch streuende Tonsillen und gleichzeitiger sportlicher Überlastung ist sogar die Gefahr einer Myokarditis gegeben.

Wenn der Trainingsumfang gesteigert wird, bekommen viele Sportler immer wiederkehrende Krankheiten; das heißt, je intensiver das Training, umso stärker wird das Immunsystem belastet und Schwachpunkte bzw. latente Herde werden aktiviert. Am häufigsten betroffen sind Stirn- und Nebenhöhlen, Tonsillen und der Bronchialtrakt. Hier gilt es den locus minoris resistentiae zu kennen und auch präventiv zu therapieren. Jugendliche Sportler können ihre körperlichen Signale noch nicht richtig interpretieren und werden häufig, wie oben erwähnt, von vielen Seiten beeinflusst. Deshalb ist es ein wichtiger Bestandteil optimaler sportmedizinischer Betreuung, oben erwähnte Faktoren zu koordinieren und gegebenenfalls auf Zeiteinteilung und Trainingssteuerung Einfluss zu nehmen.

Wachstumsschübe
Wachstumsschübe bei jugendlichen Sportlern gehen häufig einher mit einer ungenügenden Sättigung des Mineralstoffhaushaltes und muskulären Dysbalancen, d.h. das Längenwachstum der Muskeln und Sehnen geht nicht einher mit dem Längenwachstum des Skeletts.

Die Bewegungskoordination wird vorübergehend beeinträchtigt. Subluxationen und rezidivierende Supinationstraumen hauptsächlich der Sprunggelenke mit fibularen Kapsel-Band-Verletzungen werden in dieser Phase häufiger beobachtet. Diese Symptome und Begleiterscheinungen beeinflussen natürlich die Psyche und führen nicht selten zum vorzeitigen Beenden der sportlichen Tätigkeit.

Diese jugendlichen Sportler bedürfen sowohl einer besonders aufmerksamen medizinischen als auch trainingspsychologischen Betreuung, bis sich die Proportionen der jugendlichen Patienten wieder stabilisiert und harmonisiert haben.

Muskelaufbautraining
Jugendliche Sportler sollten bei ihrem Muskelaufbautraining nie mit Gewichten arbeiten, die das eigene Körpergewicht überschreiten. Wichtige Muskelansätze inserieren an knöchernen Wachstumsfugen, die häufig noch nicht geschlossen sind, und deshalb auch noch nicht maximal belastet werden dürfen.

Gelenknahe bzw. intraartikuläre Verletzungen
Bei gelenknahen oder intraartikulären Verletzungen sollte die Indikation zu einer Operation immer individuell und sehr zurückhaltend gestellt werden, da die noch nicht geschlossenen Wachstumsfugen bei jugendlichen Patienten sehr empfindlich auf diese Eingriffe reagieren können. Chronische Sehnenansatzentzündungen, Periostosen, Narbenstörfelder und sogar segmentale Wachstumsstörungen könnten eine Folge sein.

Orthopädische Einlagen
Nicht nur bei jugendlichen Sportlern, sondern bei allen jungen Patienten mit insuffizienter Fußstatik sollten korrigierende Einlagen nicht zu früh empfohlen werden, weil durch diese Einlagen schon während des Wachstums die Haltemuskulatur des Fußes, die hauptsächlich im Unterschenkel sitzt, passiv wird und vorzeitig atrophiert. Wenn die Fehlstellung des Fußes bei

jugendlichen Patienten nicht zu extrem ausgeprägt ist, ist es sinnvoller, zunächst die Haltemuskulatur zu sensibilisieren und Konstitutionstherapie zu betreiben. Eine der wichtigsten und wirkungsvollsten Eigenleistungen in diesem Zusammenhang ist, barfuss zu laufen; diese Empfehlung gerät immer mehr in Vergessenheit.

Wir beobachten immer wieder, dass eine statische Korrektur vom Fuß nicht toleriert wird und zusätzlich unnötige Beschwerden auslöst. Deshalb ist zu beachten: Man sollte nur bei massiven statischen Fehlstellungen leicht korrigierende Einlagen empfehlen. Die Korrektur muss dezent bleiben, damit der Fuß diese Korrektur überhaupt toleriert. Die Einlage muss sich dem Fuß und nicht der Fuß sich der Einlage anpassen! Durch Mobilisation des Mittelfußes werden die Voraussetzungen verbessert, die Korrektur durch die Einlage zu tolerieren.

Hormonelle Dysregulationen und Menstruationsschmerzen, unter denen nicht selten jugendliche Sportlerinnen leiden und selten darüber sprechen, können für rezidivierende Kreuz-, Kopf- und Bauchschmerzen aber auch psychische Labilitäten verantwortlich sein und sind naturheilkundlich nebenerscheinungsfrei und wirkungsvoll therapierbar. Bei Sportlerinnen wirken sich diese Beschwerden durch den hohen Tonus der Bauchmuskulatur besonders störend aus.

Hier haben sich folgende Phytotherapeutika – sowohl als Injektion als auch oral zur Verfügung – bestens bewährt:
- Agno-Sabona (oral), Agnus castus comp. (Injektion)
- Cefakliman, Hauptwirkstoff Cimicifuga
- Pascofemin, Remifemin plus

Injektionen mit diesen Wirkstoffen in den gynäkologischen Raum (siehe Literatur zur Neuraltherapie) optimieren den Behandlungserfolg.

Morbus Osgood-Schlatter

Kniegelenkbeschwerden bei jugendlichen Sportlern sollten anamnestisch und diagnostisch in traumatische und nicht traumatische Ursachen differenziert werden. Nicht traumatisch bedingte Beschwerden sind zumeist wachstums- oder belastungsbedingt oder beides. Eines der am häufigsten beobachteten Krankheitsbilder ist der Morbus Osgood-Schlatter. Die Erkrankung tritt vorwiegend bei Jungen zwischen dem 10. und 15. Lebensjahr auf. Es handelt sich um eine aseptische Nekrose der Tibia-Apophyse mit sichtbarer Verdickung und deutlichem Druck- und Belastungsschmerz im Bereich des Tibiakopfes.

Diagnose

Diagnostisch hilft der Belastungstest des Kniegelenks. Bei diesem Test ist der durchgeführte Step nach oben schmerzhaft (s. Abbildung Seite 52). Flankierend schleicht sich häufig eine Atrophie der betreffenden Oberschenkelmuskulatur ein. Zur Bestätigung der Diagnose ist eine Röntgenaufnahme immer mit Vergleichsaufnahme der gesunden Seite sinnvoll.

Therapie

Therapeutisch empfehlen sich Präparate, die die Kalksalzdichte des Knochens verbessern, z.B. Steirocall, Chirofossat N oder aar os.

Sinnvoll sind Salbenverbände, die als Hauptwirkstoff Symphytum officinalis enthalten, der besonders antiphlogistisch, also entzündungshemmend, auf das Periost wirkt. Dieser Wirkstoff ist z.B. in Kytta-Plasma und Traumaplantsalbe enthalten. Ebenfalls sinnvoll sind subkutane Injektionen im Zielgebiet mit den Präparaten Steiroplex, Chiroplexan H Inj., Hewetraumen, Traumeel oder Zeel comp. Injektion. Flankierend sollte man immer das lymphatische System stabilisieren, die Funktion der Hüftgelenke kontrollieren und einen eventuellen Patellahochstand mitbehandeln.

Verhaltensempfehlung
Früher empfohlene absolute Ruhigstellung des Gelenkes hat sich als sinnlos erwiesen. Häufig kann der junge Patient seine Sportart reduziert weiterhin ausüben. Die Schmerzgrenze sollte bei Belastung jedoch nicht überschritten werden.

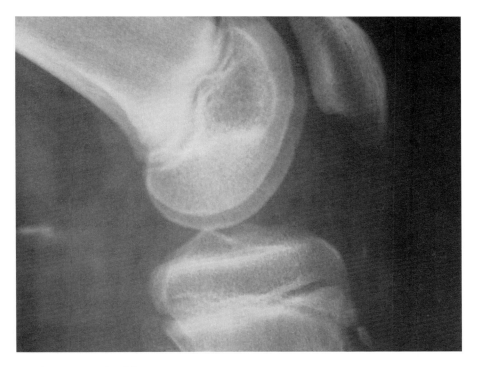

Morbus Osgood-Schlatter
Die Röntgenaufnahme zeigt deutlich die noch nicht geschlossenen Wachstumsfugen und für den Morbus Osgood-Schlatter typischen Kalkablagerungen an der Tuberositas tibiae.

Nach Abschluss des Wachstumsschubes stabilisiert sich die Belastbarkeit des Gelenkes in der Regel vollständig. Als Erinnerung bleibt häufig eine sichtbare Periostose an der Tuberositas tibiae zurück.

Statische Fehlstellungen der Wirbelsäule

Wirbelsäulenbeschwerden bei jugendlichen Sportlern müssen immer funktionell beurteilt und komplex behandelt werden.

Für statische Fehlstellungen können folgende Ursachen verantwortlich sein:
- eine fixierte Innenrotation eines Hüftgelenks
sie hinterlässt einen veränderten Winkel des Schenkelhalses und kann für eine Beinlängendifferenz und damit für eine Fehlstellung der Wirbelsäule verantwortlich sein.
- ein Anterior- oder Posteriorbecken
- eine Ober- oder Unterschenkelfraktur, die eine Beinverkürzung nach sich zieht

Diagnostik

Bei der funktionellen Untersuchung sollte man darauf achten, ob eine fixierte Fehlstellung einiger Wirbelkörper der Brustwirbelsäule vorhanden ist, die statische Irritationen auslösen kann; dies ist z.B. beim Morbus Scheuermann der Fall. Die beschriebenen Blockierungen können außerdem massive Atemfunktionsstörungen auslösen.
Differenzialdiagnostisch ist darauf zu achten, dass Leistenbruch- und Blinddarmnarben für Schmerzen in der Lumbalregion verantwortlich sein können. Häufig wird dieses Beschwerdebild aktiviert, wenn zu einer schon vorhandenen Narbe noch eine weitere hinzukommt.

Radiologische Diagnostik
Bei Beschwerden die durch eine statische Fehlstellung ausgelöst werden, sind Röntgenaufnahmen aber auch eine MRT-Diagnostik häufig wertlos, da statische Fehlstellungen beim liegenden Patienten nicht oder nur schlecht dokumentierbar sind. Deshalb ist eine Röntgenaufnahme der Wirbelsäule im Stehen weit aussagekräftiger. Bei der MRT-Untersuchung ist eine Aufnahme im Stehen aus technischen Gründen ohnehin nicht möglich.

Therapie

Statische Fehlstellungen sind bei jugendlichen Patienten besonders wirkungsvoll therapierbar und sollten keinesfalls übersehen werden. Hier sind chiropraktische Manipulationen, aber auch und in besonderem Maße osteopathische Techniken zumeist unverzichtbarer Therapieansatz. Vor allem die

Osteopathie, die sowohl organische Funktionsstörungen als auch die komplizierten myofaszialen Zusammenhänge integriert, präsentiert – wenn sie gekonnt angewandt wird – überzeugende Behandlungserfolge.

Wegen der vielen möglichen Ursachen für statische Fehlstellungen ist es unverantwortlich, einfach den Absatz eines Schuhes zu erhöhen, ohne auf die Ursache einer statischen Fehlstellung einzugehen. Eine klare Indikation zu einer Absatzerhöhung wäre z.B., wenn sich nach einer Unter- oder Oberschenkelfraktur oder einer Verletzung der Epiphyse eine Beinlängendifferenz ergibt. Bei Hyperlordose der Lendenwirbelsäule sollte, wenn erforderlich, die ganze Sohle erhöht werden, während es bei Streckhaltung der Lendenwirbelsäule genügt, den Absatz zu erhöhen. Sollte eine Erhöhung indiziert und erforderlich sein, so gilt: Diese statische Korrektur sollte ad hoc nie mehr als 5 mm betragen, auch wenn es sich um eine größere Differenz handelt. Denn die paravertebrale Muskulatur muss sich erst an die veränderten statischen Verhältnisse gewöhnen und es kann sonst zu schmerzhaften Überreaktionen kommen.

Die positive Rückmeldung des Patienten nach ein bis zwei Wochen ist eine wichtige Information. Propriozeptive Einlagen, die die gesamte Haltemuskulatur in ihre Korrektur integrieren, sind häufig sinnvoll, müssen aber von einem erfahrenen Fachmann konstruiert werden.

Trainings- und Verhaltensempfehlungen

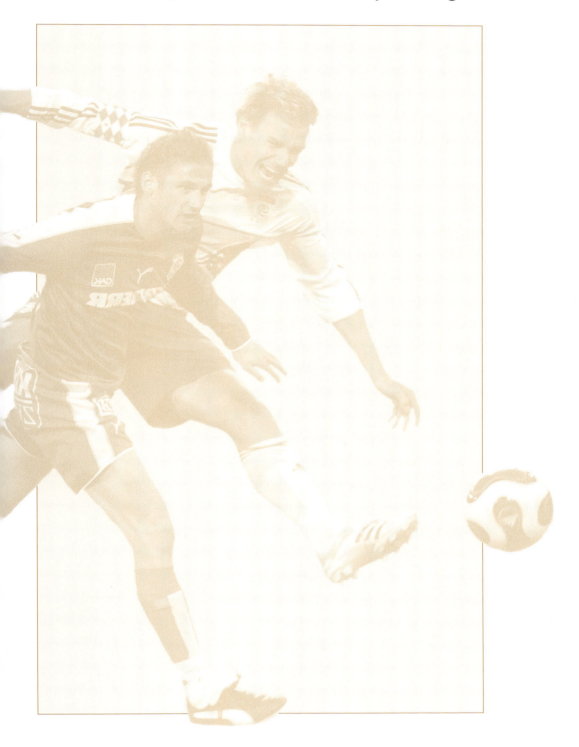

Das intelligenteste Ziel eines Freizeitsportlers ist es, sich fit zu halten. Das gilt sowohl für das Herz-Kreislauf-System als auch für den Bewegungsapparat und natürlich ebenso für die Gehirnfunktion und die Psyche. Ziel ist es, Erkrankungen und Verschleißerscheinungen vorzubeugen und sie nicht durch falsche sportliche Betätigung zu provozieren.

Allgemeine Empfehlungen

Trainingsumfänge sinnvoll steigern
Für Freizeit- und Leistungssportler gilt in gleichem Maße, dass der Leistungsumfang langsam gesteigert werden muss; je schneller nämlich der Trainingsumfang gesteigert wird, desto schneller geht die Leistungskurve zunächst einmal nach unten, weil der Körper mit dieser zusätzlichen Belastung fertig werden und sie speichern muss.

Erst wenn der Körper die durchgeführte Trainingsleistung speichern kann, ist eine Steigerung des Trainingsumfangs sinnvoll. Vorhandene Trainingsliteratur gibt Auskunft über richtigen Trainingsaufbau und -dosierung.

Regenerationsphasen und Leistungsvermögen
Sehr wichtig sind die Regenerationsphasen, die sowohl von Freizeit- als auch von Leistungssportlern gewissenhaft eingehalten werden sollten, damit die Zellregeneration gewährleistet ist.

Wenn ein Freizeitsportler dreimal wöchentlich trainiert und 70–80 % seines Leistungsvermögens abruft, dann tut er für seine Trainingseffizienz mehr, als wenn er sich alle 14 Tage völlig verausgabt.

Infekte auskurieren
Sowohl für Freizeit- als auch für Spitzensportler und jugendliche Sportler ist es wichtig, dass Infekte immer gewissenhaft auskuriert werden, bevor die Sportler das Training wieder fortsetzen. Verschleppte bakterielle Infekte können den Herzmuskel oder die Lunge angreifen und zu bleibenden Schäden führen, z.B. zu Myokarditis oder Bronchialasthma.

Trinken
Zu den Verhaltensempfehlungen für den Sportler gehört auch, dass sie ausreichend trinken sollten. Die Annahme, dass ein Mensch pro Stunde Sport einen Liter Flüssigkeit zu sich nehmen sollte, ist weit verbreitet. Diese Menge ist sehr hoch gegriffen. Gerade ältere Sportler tolerieren eine so hohe Flüssigkeitsaufnahme schlecht. Zum einen sind sie nicht daran gewöhnt und zum anderen tolerieren Herz und Magen nicht so viel, weil die Menge an Flüssigkeit auch wieder „verstoffwechselt" werden muss. Es ist sinnvoll, nicht zu große Mengen auf einmal, sondern schluckweise zu trinken.

Das Durstgefühl beim Sport ist bei vielen Patienten zu gering ausgeprägt. Besonders älteren Sportlern, die oft wenig Durst verspüren, sollte man davon überzeugen, dass sie sich langsam angewöhnen, mehr zu trinken.

„Cool down"
Nach jeder sportlichen Tätigkeit – und das gilt für Leistungssportler, Freizeitsportler und Senioren in gleichem Maße – den Cool down beachten, also locker austrudeln, um Laktat abzubauen. Der berühmte Endspurt ist sinnlos.

Stretching

Das Dehnen von Muskeln, Sehnen und Bändern hat in den letzten Jahren zu Recht sehr an Bedeutung gewonnen, denn es ist eine wichtige Eigenleistung des Sportlers, mit der er die Funktion und Durchblutung seiner Muskulatur verbessern kann. Allerdings wird auf diesem Gebiet auch vieles falsch gemacht. Denn Muskel-, Band- und Sehnenstrukturen müssen die Voraussetzung mitbringen, effektiv gedehnt zu werden. Das bedeutet: Wenn die Voraussetzungen nicht gegeben sind, kommt der Dehneffekt in den benachbarten Strukturen an und ist weitgehend wirkungslos.

Effektives Stretchen kann beeinträchtigt werden durch:
- myofasziale Adhäsionen
- vernarbte und verklebte Gewebs- und Muskelstrukturen
- verdrehte Triggerbänder und Muskelspindeln

- eingelagerte Fibrosen nach Einblutungen durch Muskelzerrungen und Risse
- akute und chronische Entzündungen im Bereich der zu dehnenden Strukturen
- Myogelosen: Dies sind lokal umschriebene, intramuskuläre Verhärtungen verschiedener Ursache, welche die Funktion des betreffenden Muskels leistungsmindernd beeinflussen können.

Die oben beschriebenen Areale sind nicht voll funktions- und leistungsfähig. Biopsien haben gezeigt, dass auch der intrazelluläre Stoffwechsel in diesen Arealen nicht richtig funktioniert. Hier ist auch die Erklärung zu suchen für die Regel: Nicht das Volumen des Muskels ist entscheidend, sondern seine Funktions- und Leistungsfähigkeit!

Durch den hohen lokalen Ruhetonus ist die Regenerationsfähigkeit und Sauerstoffzufuhr des Muskels reduziert. Außerdem muss durch den erhöhten Tonus der das Gelenk umgebenden Muskulatur bei jeder Bewegung größerer Widerstand überwunden werden. Dies bedeutet einen höheren Energieverbrauch und kann zu erhöhten Laktatwerten führen, obwohl der Trainingsumfang des Sportlers angemessen wäre.

Wer unter diesen Voraussetzungen stretcht, überdehnt die benachbarten, häufig bereits hypermobilen Strukturen, der Dehneffekt kommt aber nicht im Zielgebiet an.

Ein Muskel der die Voraussetzung zum Stretchen nicht mitbringt, ähnelt einem verknoteten Handtuch (siehe Grafik). Zieht man an den Enden, was

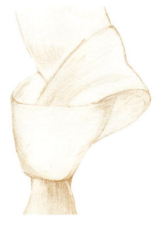
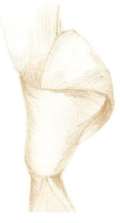

188 Trainings- und Verhaltensempfehlungen

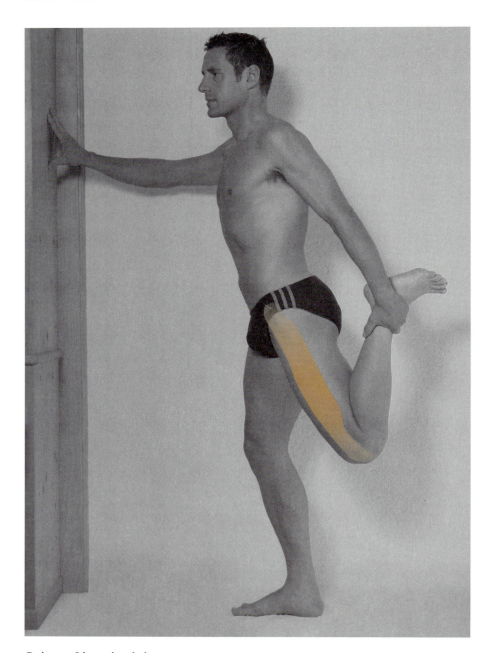

Dehnen Oberschenkel
Richtiges Dehnen der Streckmuskulatur des Oberschenkels, einschließlich der häufig verkürzten inguinalen Strukturen und des M. psoas major et minor.

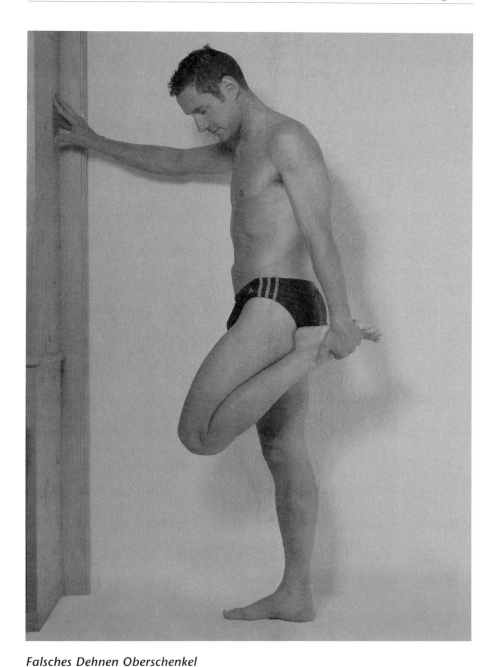

Falsches Dehnen Oberschenkel
Dehneffekt landet nicht an den verkürzten Inguinalstrukturen und dem M. psoas major et minor und stresst unnötigerweise Kapsel und Menisci des Kniegelenks.

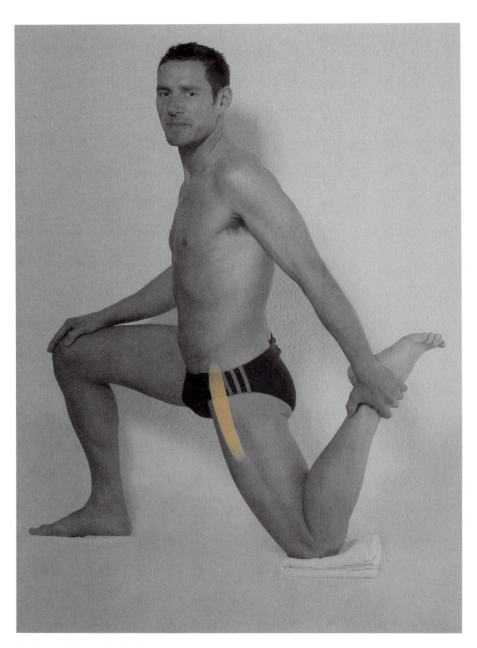

Dehnen Oberschenkel
Richtiges Dehnen der Streckmuskulatur des Oberschenkels, einschließlich der häufig verkürzten inguinalen Strukturen und des M. psoas major et minor.

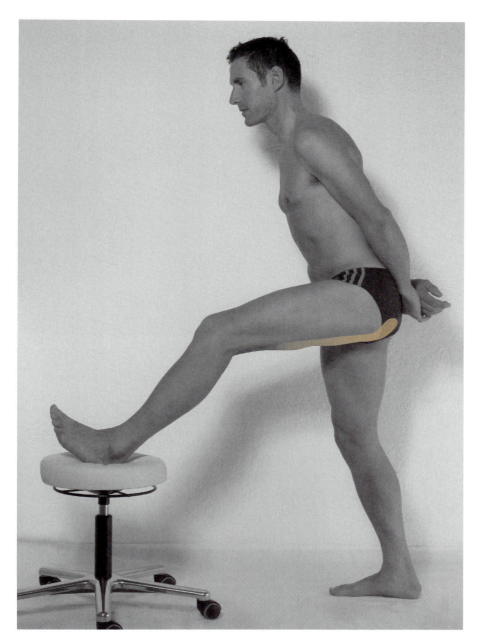

Dehnen Oberschenkel – Richtiges Dehnen der Oberschenkelbeuger
Auch hier zeigen sich im Seitenvergleich durch vorhandene Muskelläsionen deutliche Unterschiede.

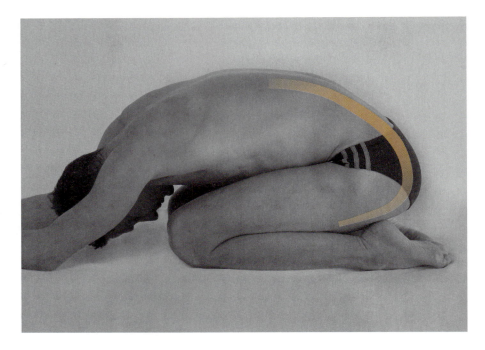

Katzenbuckel
Effektive Entlastungsübung nach jedem Training, um die Rückenstrecker und dazugehörigen Faszien zu dehnen. Ferner wird der häufig komprimierte lumbale Wirbelkanal entlastet. Cave: Patienten mit Kniegelenksbeschwerden sollten sich eine Rolle in die Kniekehlen legen, um die Kapsel-Band-Strukturen und Menisci nicht zu sehr zu stressen!

dem Stretchen entspricht, zieht sich der Knoten nur fester zusammen.

Es ist sinnvoll, vor dem Sport die kalten Muskeln nur anzudehnen, in Stretch-Position ca. 20 Sekunden bleiben, und nach dem Sport, wenn die Mikrozirkulation angeregt ist, intensiver zu stretchen. Man sollte dann in den eingenommenen Stretch-Positionen etwa 40 Sekunden bleiben, damit die muskulären Strukturen Zeit haben, sich zu dehnen.

Beim Stretchen ist häufig Kreativität notwendig, damit der Dehneffekt im Zielgebiet ankommt. Hier ist auch das Körpergefühl des Sportlers gefragt.

Muskelkater

Durch ungewohnte Kraftbelastung oder zu rasche Belastungssteigerung kann es zum so genannten Muskelkater kommen. Nach dem heutigen Stand der Wissenschaft sind Mikrotraumen im Muskel dafür verantwortlich, die durch Überlastung einzelner Faserstrukturen entstehen. Diese mikrostrukturelle Schädigung der Muskelfasern ist harmlos und erst der Heilungsprozess löst ein bis zwei Tage nach der Belastung die bekannten Beschwerden aus. Gefährdet sind in erster Linie Sportanfänger. Aber auch trainierte Sportler können durch ungewohnte Bewegungsabläufe, zum Beispiel langes Bergabgehen, einen Muskelkater bekommen. Verantwortlich hierfür sind exzentrische Kontraktionen, d.h. der Muskel wird gedehnt und muss zugleich Haltearbeit verrichten.

Patienten, die trotz regelmäßigem Training zu Muskelkaterreaktionen neigen, leiden häufig an zu hoher Harnsäurebelastung, trinken zu wenig oder die Sättigung besonders belasteter Muskelgruppen mit wichtigen Nährstoffen ist defizitär.

Maßnahmen beim Muskelkater:
- vorübergehende Belastungsreduktion
- warme Bäder
- leichte Lockerungsübungen
- Einreibungen mit Franzbranntwein
- Arnika C30, 1 x 5 Globuli, oder Arnica Hevert Complex, 6 x 1 Tbl. Phlogenzym oder Bromelain-POS 3 x 2 Tbl.
Traumeel 3 x 1 Tbl. im Mund zergehen lassen.

Cave: Von Massagen ist im akuten Stadium abzuraten, sie reizen die Muskelblessur nur.

Aber auch ohne diese Empfehlungen klingen die zum Teil heftigen Bewegungsschmerzen nach 3 bis 5 Tagen komplikationslos ab.

Maßnahmen um Muskelkater vorzubeugen:
- ausreichend Trinken, vor, während und nach dem Sport
- lockeres Austrudeln – Cool down –, besonders nach langen sportlichen Aktivitäten, um überschüssiges Laktat abzubauen

- Leberstoffwechsel aktivieren
- überschüssige Harnsäure ausschwemmen, z.B. mit Hevert Stoffwechsel-Tee, Haut- und Blutreinigungs-Tee St (Infirmarius), Fugacid Harnsäuretee oder Girheulit 3 x 3 Tbl. ; Fleisch- und besonders Wurstkonsum reduzieren!
- Biochemie nach Dr. Schüßler: Ferrum phosphoricum D12 und Natrium phosphoricum D6 im täglichen Wechsel

Die richtige Sportart – Tipps für Freizeitsportler

Verschleißerscheinungen kommen hauptsächlich im Bereich der Lendenwirbelsäule, der Hüft-, Knie- und Sprunggelenke vor.

Sportarten, die besonders starke statische Belastungen und Stoßbelastungen auf diese Gelenke übertragen, sollten vermieden werden. Sportarten wie Radfahren, Skilanglauf, Schwimmen oder Nordic Walking belasten den Gelenkknorpel kaum, kräftigen die Muskulatur und sind besonders für Seniorinnen und Senioren empfehlenswert.

Nordic Walking

Schon vor dreißig Jahren haben wir unseren Patienten empfohlen, beim Gehen zusätzlich Stöcke einzusetzen, um den inaktiven Schultergürtel mit zu aktivieren. Aber erst die heute zur Verfügung stehende Ausrüstung und – wenn erforderlich – Einführungskurse haben Nordic Walking zu einer für breite Schichten der Bevölkerung idealen Sportart werden lassen.

Nordic Walking bekommt älteren Patientinnen und Patienten, auch wenn sie flott gehen, gut und ist besser als Laufen. Viele ältere Leute meinen, sie müssten noch joggen, aber die oft schwache Beckenbodenmuskulatur und der Zustand der Venen im Alter vertragen sich nicht mit der Stoßbelastung beim Laufen, sodass Jogging für diese Patienten meist nicht mehr geeignet ist.

Gerade bei Patienten mit Beckenbodenschwäche, beginnenden Arthrosen der Hüft- und Kniegelenke sowie chronischer Schmerzen der Lendenwirbelsäule verschiedenster Genese ist Nordic Walking die Sportart der Wahl und auch Patienten mit schwacher Kondition jederzeit zu empfehlen.

Als weitere Softsportarten seien auch Blading und Snowshoeing erwähnt.

Sehr empfehlenswerte Literatur zu Nordic Walking
Besonders hervorgehoben sei das Buch von Christian Neureuther, Rosi Mittermaier und Peter Schlickenrieder. Christian Neureuther macht in seinem Buch die philosophische Bemerkung: Wenn sie fünfzig Jahre alt sind oder älter und Sie suchen eine sportliche Frau, dann müssen sie Nordic walken. Dort findet man sie.

Ausrüstung für Nordic Walking und Jogging
Die Industrie hat mittlerweile Nordic Walking für sich entdeckt und produziert dafür verschiedene Ausrüstungsgegenstände. Auch die funktionelle Bekleidung hat einen erstklassigen Standard und könnte sogar etwas vereinfacht werden. Gerade im Bereich der Schuhe ist beste Qualität am Markt. Die Frage einer Patientin, ob sie sich auch Nordic-Walking-Socken kaufen solle, zeigt, dass die Kommerzialisierung allgegenwärtig ist.

Der Radsport

Sitzposition beim Fahrradfahren
Radfahrer sollten eine moderate Sitzposition einnehmen. Dies gilt besonders für Patienten, die im Bereich des Nackens und der Halswirbelsäule oder im Bereich des zervikobrachialen Übergangs Beschwerden mit Ausstrahlung in die Arme haben. Viele Fahrradlenker sind zu sportlich konstruiert; für das Bergauffahren sind sie geeignet, aber in der Ebene führen sie zu einer Zwangshaltung besonders der Halswirbelsäule und des zervicothorakalen Übergangs. Dabei kommt es zu einer übermäßigen Lordosierung der Halswirbelsäule, die entsprechende Beschwerdebilder zur Folge hat. Diese Beschwerden lassen sich durch eine moderate Sitzposition lindern bzw. vermeiden.

Der richtige Sattel
Gerade männliche Radfahrer brauchen einen geeigneten Fahrradsattel, damit latente Prostatabeschwerden nicht aktiviert werden und durch tägli-

ches, mehrstündiges Sitzen auf dem Fahrrad lokale Durchblutungsstörungen ausgelöst werden. Sinnvoll ist es zwischendurch immer wieder einige Sequenzen stehend zu treten.

Seniorensport

Wir empfehlen jedem älteren Sportler sich jährlich mindestens einer sportmedizinischen Herz-Kreislauf-Untersuchung zu unterziehen. Dies gilt auch, weil viele Hobby- und Freizeitsportler mittlerweile sehr exzessiv und teilweise unvernünftig trainieren und damit ihrem Körper langfristig schaden können.

Der Seniorensport erlebt eine Renaissance. In diesem Bereich kann man sich auf die Aussage verlassen, dass Spitzensport im Alter von über 60 Jahren nicht mehr sinnvoll ist. Man kräftigt dann nicht mehr seine Muskulatur, auch nicht das Herz-Kreislauf-System und die Gelenke, sondern belastet sie. Jahrzehntelange Erfahrungswerte belegen, dass ältere Sportler bei zu hoher Belastung schnell abbauen, was die Leistungsfähigkeit des Bewegungsapparats und des Herz-Kreislauf-Systems betrifft und ernstzunehmende Leistungseinbrüche erleben. Hohe Leistungen ältere Sportler sind bewundernswert, aber nicht immer gesundheitsfördernd.

Ein Leistungssportler belastet ein Leben lang seinen Körper um ein Vielfaches mehr als ein Durchschnittsbürger. Dass dies im Lauf von Jahrzehnten Spuren hinterlässt, ist keine Frage.

Mit zunehmendem Alter ist es sinnvoll, sich alle paar Jahre neu zu positionieren und ein Körpergefühl zu entwickeln für die Menge und Art des Trainings, mit dem man sich subjektiv wohl fühlt.

- Welche Bewegungsabläufe bekommen mir gut?
- Welche Trainingsintensität bekommt mir gut?
- Wann fühle ich mich überlastet und „schleppe" eine Restmüdigkeit mit mir herum?

Ältere Sportler sollten sich bewusst immer wieder diese Fragen stellen und ihr Verhalten entsprechend anpassen. Es ist sinnlos zu glauben, dass man mit 70 Jahren eine ähnliche Leistung erbringen kann wie mit 40 Jahren.

Risikogruppen und Sport

Für die folgenden Risikogruppen gilt, dass Bewegung empfehlenswert ist, Leistungssport oder ehrgeizige sportliche Ziele aber sinnlos und gefährlich sein können:
- Patienten mit Herzschrittmacher
- Patienten nach Bypass-Operationen
- marcumarisierte Patienten

Durch dosierte körperliche Belastung wird häufig die Kapillardurchblutung verbessert; die Gefäße werden dadurch entlastet und sowohl die systolischen als auch die diastolischen Blutdruckwerte sinken.

Auch die Tagesform sollte beachtet werden. Interessanterweise erleben wir immer wieder, dass Patienten aus den genannten Risikogruppen oft ein sehr wechselndes subjektives Wohlbefinden haben. Danach sollten sie sich bei ihren sportlichen Aktivitäten auch richten. Wichtig ist auch, dass während der sportlichen Aktivität ausreichend getrunken wird. Es gilt aber: nicht zu viel auf einmal, weil das bei einigen Patienten eine zusätzliche kardiale Belastung bedeuten kann. Für diese Risikogruppen gilt:
- im richtigen Maß Ausdauerleistung trainieren
- Verzicht auf Sportarten, die mit Schnellkraft-Bewegungen einhergehen, da bei älteren Patienten die Verletzungsgefahr des Bewegungsapparates besonders hoch ist.

Warm up bei älteren Sportlern

Ältere Sportler benötigen eine längere Aufwärmzeit. Dies liegt nicht nur an der Herzleistung. Muskeln, Faszien, Sehnen und Bänder brauchen mit zunehmendem Alter länger, um ausreichend durchblutet und leistungsfähig zu sein. Manche Freizeitsportler überfordern sich häufig, indem sie die Aufwärmphase nicht entsprechend ernst nehmen und viel zu schnell starten. Zumeist wärmt sich vor dem Sport nur derjenige Freizeitsportler gewissenhaft auf, der sich schon einmal verletzt hat.

Aus der Praxis
■ Ein Patient aus unserer Praxis hatte sich während seines Kuraufenthaltes einer Nordic-Walking-Gruppe angeschlossen. Der Patient sagte, er wolle diesen Sport wieder aufgeben und erzählte auf Nachfrage, die Gruppe sei immer so schnell gestartet, dass er einfach nicht nachgekommen sei.

Die Sportart wäre für diesen Patienten ideal gewesen: Seine arthrotischen Kniegelenke werden entlastet, der inaktive Schultergürtel wird eingesetzt und die Oberarmmuskulatur wird tonisiert.

Ich riet dem Patienten, seinen eigenen Rhythmus und lieber allein zu gehen, langsam zu starten und, sobald der Körper warm geworden sei, seine jetzt zur Verfügung stehende Leistung abzurufen. Unter Berücksichtigung dieser Empfehlung hat sich das Blatt schnell gewendet und er holte nach kurzer Zeit die Schnellstarter wieder ein. ■

Psyche und Sport

Die Psyche spielt sowohl im Leistungssport als auch im Freizeitsport eine wesentliche Rolle. Einerseits wird die Psyche durch die Adrenalinausschüttung während und nach der sportlichen Tätigkeit aktiviert, stimuliert und positiv beeinflusst, andererseits kann die psychische Belastung vor Wettkämpfen auch lähmend wirken und das Immunsystem belasten. Diese beiden Faktoren liegen erfahrungsgemäß nahe beieinander.

Häufig beobachten wir, dass auch Topathleten vor wichtigen Wettkämpfen diese psychische Belastung schlecht in den Griff bekommen. Bei dieser Symptomatik stehen uns verschiedene Präparate mit pflanzlichen Wirkstoffen zur Verfügung, die entweder leicht sedierend oder stimmungsaufhellend wirken, ohne die Leistungsfähigkeit negativ zu beeinflussen, z.B.:

Hypericum → stimmungsaufhellend
Cava cava → beruhigend (in zulässiger homöopathischer Potenz)
Melisse → beruhigend
Zinkum valerianicum → beruhigend

Aus der Biochemie:
Kalium phosphoricum D6 (Nr. 5)
→ Salz für Nerven und Psyche; geistige und körperliche Erschöpfung, Übererregbarkeit
Magnesium phosphoricum D6 (Nr. 7)
→ entspannend, krampflösend; Salz für Nerven und Muskeln; vegetative Erregbarkeit

Bei Leistungssportlerinnen kann es durch das exzessive Training und die psychische Belastung durchaus zu Dys- und Amenorrhöen kommen, die ebenfalls durch Phytotherapeutika wirkungsvoll und frei von unerwünschten Nebenerscheinungen therapierbar sind. Neuraltherapeutische Injektionen in den gynäkologischen Raum sind besonders wirkungsvoll drei Tage vor Beginn der erwarteten Regelblutung.

Patienten positiv bestärken
Nicht nur bei Sportlern sollte man die psychische Situation beachten und stimulierend beeinflussen. Bei medizinischen Untersuchungen werden häufig nur die Laborwerte kontrolliert und man hinterfragt zu selten, wie sich der Patient fühlt. Die Berücksichtigung dieser Informationen ist ein wichtiger Bestandteil guter sportmedizinischer Betreuung.

Man sollte einem Patienten z.B. nach einer schweren Operation, einer schweren Verletzung oder mit zunehmendem Alter nicht nur mitteilen, was er in Zukunft nicht mehr machen kann, sondern ihn auch darauf hinweisen, was er von seinen gewohnten Bewegungsabläufen und Sportarten, die er bis dahin betrieben hat, noch durchführen kann und was an neuen Impulsen, an neuen Bewegungsabläufen auf einer anderen Ebene für ihn möglich und sinnvoll ist und seine Lebensqualität verbessert.

Kurzer Abriss zur Trainingslehre

Es gibt mittlerweile viele Freizeitsportler, die fast so exzessiv trainieren, wie dies vor zwanzig Jahren Leistungssportler getan haben. Zur richtigen Trainingsvorbereitung und Trainingslehre gehört, dass man „mehrkreisig" trainiert.

Mehrkreisiges Training
Das *„mehrkreisige" Training* beinhaltet:
- Aufwärmen
- Grundlagenausdauer
- Kraftausdauer
- Schnellkraft mittels Intervall-Training
- Bewegungskoordination

Der optimale Trainingsaufbau beginnt jeweils mit richtig dosiertem Aufwärmen (s. auch Stretching, Seite 186). Die *Grundlagenausdauer* trainiert man mit Läufen über lange Strecken, die man mit niedriger Pulsfrequenz bewältigt. Faustregel: 180 minus Alter. Der Kreis *Kraftausdauer* beinhaltet z.B. Berglauf mit Wiederholungen an der aeroben-anaeroben Schwelle. Das ist die Grenze, an der der Muskel nicht mehr in der Lage ist, Sauerstoff zu tanken und die Milchsäureentwicklung überwiegt. Der Muskel ist also nicht mehr leistungsfähig. Der dritte Kreis ist die *Schnellkraft*. Dieser Trainingskreis besteht meistens aus Intervall-Training. Dazu kommt noch *Bewegungskoordination*. Diese ist abhängig von der jeweiligen Sportart.

Zu diesem Thema gibt es ausreichend Fachliteratur. Besonders empfehlenswerte Bücher werden im Literaturverzeichnis aufgeführt.

Rote und weiße Muskelfasern
Es gibt rote und weiße Muskelfasern. Die roten Muskelfasern sind die „langsamen" Muskelfasern, von denen Ausdauer-Sportler mehr Anteile haben. Die weißen Fasern sind „schnelle" Fasern, die bei Sprintern und bei Sportlern mit Schnellkraftbewegungen vordergründig sind.

In der DDR-Sportmedizin hat man früher bereits bei Kindern und Jugendlichen Muskelbiopsien durchgeführt, um die Beschaffenheit der Muskulatur zu diagnostizieren, um dann die jungen designierten Athleten den richtigen Sportarten zuführen zu können.

Höhentraining

Das Höhentraining ist für Leistungssportler ein Reizthema, an das besondere Erwartungen geknüpft werden. Erreicht man doch durch Training in Höhen über 2500 m eine Abnahme des Plasmavolumens, einen Anstieg des Hämoglobinkonzentrats sowie des Hämatokrits und dadurch eine Erhöhung der Sauerstofftransportkapazität des Blutes. Der in der Höhe in geringerem Maß vorhandene Sauerstoff wird durch den steigenden Hämatokritwert weitgehend kompensiert, sorgt aber für ein dickeres und zäheres Blut. Dadurch kann sich das Risiko für Thrombosen oder einen Herzinfarkt erhöhen. Die Leistungssteigerungen, die sich bei einzelnen Athleten durch Höhentraining erreichen lassen, sind sehr unterschiedlich und von verschiedenen Faktoren abhängig.

Wichtige Voraussetzungen für ein effektives Höhentraining sind:
- ein bereits vorhandener optimaler Trainingszustand
- ein intaktes Immunsystem
- 4 – 6 Tage währende Akklimatisation ohne besonderen Trainingsreiz
- ausreichende Regenerationszeiten
- stabiles subjektives Befinden

Außer Frage steht, dass ein latenter oder nicht diagnostizierter Eisenmangel eine adäquate Blutbildung verhindert und dadurch die Versorgung der Muskulatur beeinträchtigen kann. Bei dieser Problematik ist wiederum eine funktionierende Matrix (s. Seite 207) Voraussetzung für eine ausreichende Ernährung der Muskelzelle.

Zur Behandlung vorhandener Eisenmangelanämien haben sich die Präparate „Floradix Kräuterblut mit Eisen" (Fa. Duopharm) oder K 1000 (Fa. Hanosan) in Verbindung mit einer ausreichenden Sättigung der Vitamine B12, Folsäure und Vitamin C seit Jahrzehnten bestens bewährt. Zur besseren Durchblutung des Herzmuskels empfehlen sich die Wirkstoffe Magnesium, Kalium und Weißdorn, die z. B. im Präparat Septacord enthalten sind.

Für Freizeitsportler wird der Aufenthalt in Höhen zwischen 2000 und 3000 m, z.B. im Sommer auf Gletschern, häufig zu einem unvergesslichen

Erlebnis, bewirkt aber mangels ausreichender Akklimatisation keinen leistungssteigernden Effekt. Häufig kommt es nach 2 – 4 Tagen zu Leistungseinbrüchen oder wird in dieser Zeit eine erhöhte Verletzungsanfälligkeit registriert.

Körperwahrnehmung und Trainingszustand
Trotz des Einzugs von technischen Hilfsmitteln und wissenschaftlichen Testverfahren in der Sportmedizin bleibt das Belastungsgefühl des Patienten besonders wichtig. Das gilt für Trainingsspitzen genauso wie für erforderliche Regenerationszeiten. Ist ein Körper übertrainiert oder schlummert in ihm ein Infekt, dann kann der Athlet den Trainingsreiz nicht speichern. Er schwächt ihn sogar. Ein solcher Trainingsaufwand ist unintelligent und sinnlos.

Teilweise sind es nicht immer nur die Betreuer sondern auch die Sportler selbst, die über Körpersignale hinweggehen. Insbesondere junge ehrgeizige Sportler drängen auf weitere Teilnahme am Training, auch wenn sie aus medizinischer Sicht eine Ruhepause bräuchten.

Hier muss man bei Bedarf Einfluss nehmen und entsprechende Empfehlungen an die Eltern, Lehrer und Betreuer weitergeben. Auch die Zusammenarbeit mit Sportärzten, Trainern und Physiotherapeuten hat eine hohe Priorität (siehe Jugendliche Sportler, Seite 175).

Nahrungsergänzung

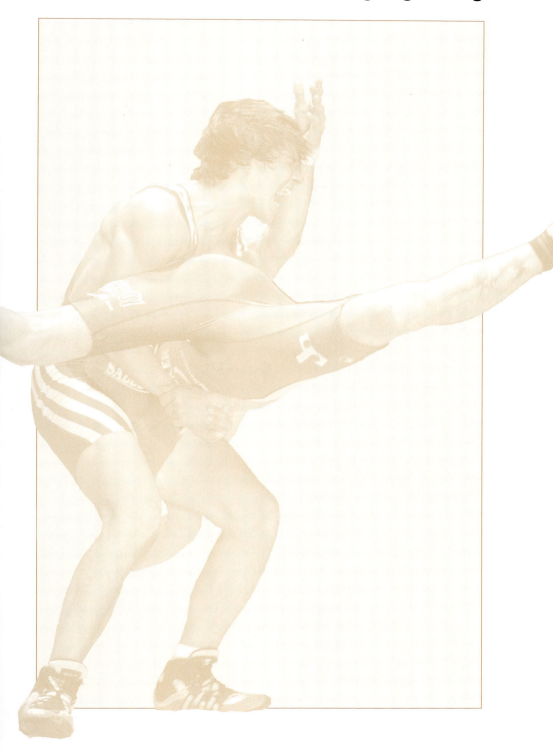

Viele lebenswichtige Nährstoffe sind in unseren Böden und damit auch in unserer Nahrungskette nicht mehr ausreichend enthalten. Da ein Sportler und besonders ein Spitzensportler seine Körperfunktionen um ein Vielfaches mehr belastet als ein Durchschnittsbürger ist es häufig erforderlich, den erhöhten Bedarf an Vitaminen, Spurenelementen und Aminosäuren in Form von Nahrungsmittelergänzungen zu decken. Allerdings ist nicht immer gewährleistet, dass man mit den häufig eingenommenen Megadosen auch eine gewünschte Sättigung erreicht. Barrieren sowohl im Gastrointestinaltrakt als auch im extrazellulären Stoffwechsel können dafür verantwortlich sein, dass diese Nährstoffe vom Körper zu wenig aufgenommen werden. Wichtig ist, dass die Bioverfügbarkeit der Nahrungsergänzungen vorhanden ist, d.h. dass die Aufnahmefähigkeit des Körpers für diese Stoffe ausreichend gegeben ist (siehe dazu auch die folgenden Kapitel „Extrazelluläre Matrix" und „Augendiagnose und Ernährung").

Im Spitzensport ist unbedingt zu beachten, dass Nahrungsergänzungspräparate von seriösen Firmen bezogen werden und auch nur Wirkstoffe enthalten, die auf dem Beipackzettel angegeben sind. Sonst kann es passieren, wie man immer wieder in der Presse lesen kann, dass Athleten des Dopings bezichtigt werden, weil in Nahrungsergänzungspräparaten, die sie eingenommen haben, zum Beispiel versteckte Wachstumshormone enthalten waren.

Eines der Nahrungsergänzungsmittel das wir bevorzugt und mit bestem Erfolg einsetzen ist das Präparat Synovia 2000 Konzentrat. Es wird aus der Aleuronschicht des Reiskorns gewonnen und enthält fast alle wichtigen Vitamine, Spurenelemente und Aminosäuren. Da es in seiner Pulverform eine große Oberfläche hat wird es bereits über die Mundschleimhäute resorbiert und garantiert für beste Bioverfügbarkeit. Pikanterweise wird diese wertvolle Aleuronschicht industriell entfernt, damit der Reis weiß wird.

Extrazelluläre Matrix

Die Vitalfunktionen des Menschen sind durch einen intakten Stoffwechsel gebunden, deren zwei Hauptaufgaben aus Folgendem bestehen:

- Dem Organismus müssen energiespendende Substanzen zugeführt werden und über ein Verteilersystem an die Zellen gelangen
- Abfallprodukte müssen entsorgt werden

In beiden Situationen ist es notwendig, dass solche Substanzen eine Transitstrecke überwinden, welche sich zwischen den Gefäßen und den Zellen befindet, die so genannte extrazelluläre Matrix (Transitstrecke zwischen Gefäß und Organzelle). Über diesen Zwischenraum erfolgt insgesamt die eigentliche Versorgung der Zellen und des Gewebes. In entgegengesetzter Weise erfolgt über die Transitstrecke auch die Entsorgung von Schlacken und Abbauprodukten. Dies erklärt die besondere Stellung dieser Strukturen. Diese Grundsubstanz unterliegt natürlichen Ab- und Aufbaureaktionen. In 14 Tagen ist das Molekularsieb der Matrix, in maximal 30 Tagen sind alle Zellstrukturen erneuert. Für die gut funktionierende Zusammenarbeit der Zellen und des Grundgewebes bedarf es daher einer konstanten Ionenkonzentration sowie eines entsprechenden pH-Wertes. Bereits geringe Störungen, wie sie bei ernährungsbedingten Gewebsazidosen auftreten, können den Abbau der Grundsubstanz in einem dem Organismus schädlichen Ausmaß beschleunigen.

Auch freie Radikale können den Abbau der Grundsubstanz beeinflussen. Eine besondere Bedeutung haben in diesem Zusammenhang die antioxidativen Vitamine und Spurenelemente. Die Wirkung von Vitamin C, E und B beschleunigt den Transport von Nährstoffen und Transmittern. Wobei besonders Vitamin E, das nur noch defizitär in unserer Nahrungskette vorhanden ist, die Zellmembranen vor Oxidation schützt und ihre Funktion erhält.

Auch Spurenelemente wie zum Beispiel Zink und Selen vermindern den oxidativen Stress, sie sind Enzymaktivatoren und gleichzeitig Radikalenfänger. In die Grundsubstanz sind auch freie Zellen eingelagert, wie die Mastzellen, die man als Wächter, z.B. des Bindegewebes bezeichnen kann, weil sie eine große Anzahl biologisch aktiver Substanzen speichern und freisetzen und auch im Rahmen von entzündlichen Reaktionen eine entscheidende Rolle spielen.

Eine sehr bedeutende Rolle in der Grundregulation spielen die *Makrophagen*. Sie sind Bindeglied zwischen dem unspezifischen und dem spezifischen

Immunsystem und gelten als Zentrale im immunologischen Netzwerk. Neben zahlreichen Enzymen, komplementären Bestandteilen und anderen der Regulation dienenden Substanzen produziert, speichert und entsorgt der Makrophage, was er nach adäquatem Reiz, z.B. nach Entzündungen oder Verletzungen vermehrt bildet.

Durch die Wirkstoffe, die z.B. die Trinkampullen Matricell Königinnen-Trank enthalten, werden wichtige Substanzen für das Molekularsieb und Schutzfaktoren zugeführt (Vitamine, Aminosäuren, Spurenelemente). Gleichzeitig wird die Funktion der Matrix durch die Aktivierung der Makrophagen verbessert. Damit steht die Molekularsiebfunktion der Grundsubstanz dem Organismus wieder zur Verfügung, und auch andere naturheilkundliche Maßnahmen werden ihre Wirkung besser entfalten können.

Augendiagnose und Ernährung

Erfolge im Sport beruhen zu einem großen Teil auf der muskulären Leistungsfähigkeit des Athleten hinsichtlich Kraft und Ausdauer. Die optimale Funktion eines Muskels hängt vom Zustand seiner Versorgung und seiner Fähigkeit zur Entsorgung ab. So wie die Wasserqualität eines Aquariums abhängig ist von der Zufuhr mit frischen Nährstoffen und dem Abtransport der verbrauchten Stoffe, genauso muss im Körper ein gesundes Milieu (Homöostase) gewährleistet sein, damit die Körperfunktionen reibungslos ablaufen können.

Am Ende einer langen Kette von Verdauungsprozessen gelangt die aufgeschlüsselte Nahrung schließlich ins Muskelgewebe. Sie wird über komplizierte chemische Vorgänge, die bereits im Mund beginnen, über Funktionen und Sekretionen von Magen, Bauchspeicheldrüse, Leber und Galle aufgeschlüsselt. Danach wird die Nahrung über die Schleimhäute des Dünndarms resorbiert und schließlich auf dem Blutweg zur Muskelzelle transportiert.
In entgegengesetzter Richtung müssen Stoffwechselendprodukte wie z.B. die bei sportlicher Betätigung vermehrt auftretende Milchsäure über die Entgiftungswege entsorgt werden.

Eine Störung oder Schwäche dieser Systeme, die für den Abtransport zuständig sind, geht mit Einbußen der muskulären Leistungs- und Regenerationsfähigkeit einher. Bei schnell eintretender Muskelermüdung, verzögerter Regeneration, ausbleibender Leistungssteigerung oder erhöhter Verletzungsanfälligkeit sollte untersucht werden, welches Verdauungs- oder Entgiftungsorgan beeinträchtigt ist und entsprechend behandelt werden.

Die Augendiagnose ist für den erfahrenen Behandler eine traditionelle, alternative Informationsquelle über die Konstitution und Funktionsfähigkeit wichtiger Organsysteme und gibt Auskunft darüber, wo die Ursachen verschiedener leistungsmindernder Störungen liegen können. Durch naturheilkundliche Behandlung der entsprechenden Organe können muskuläre Störungen behoben werden und im Training kann die vorher nicht erreichte Effektivität wieder erzielt werden.

Auch der Versuch, dem im Sport erhöhten Bedarf an Nährstoffen mit diversen Präparaten Rechnung zu tragen, ist bei einer defizitären Verdauungs- und Resorptionsleistung zum Scheitern verurteilt. Werden diese Funktionsstörungen nicht erkannt und behoben, verhungert die Muskelzelle trotz ergänzendem Einsatz von Vitaminen, Eiweiß und Spurenelementen sozusagen vor dem reichlich gefüllten Teller.

Eigenbluttherapie

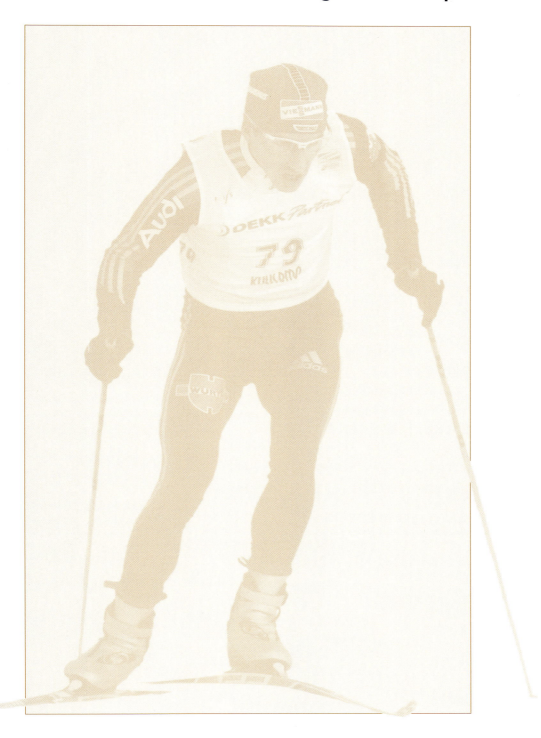

Behandlung mit Eigenblut

Die Behandlung mit Eigenblut hat in der Naturheilkunde seit langem einen hohen Stellenwert. In unserer Praxis setzen wir unverändertes Eigenblut ein, dem lediglich Präparate aus der Phytotherapie, bei Bedarf Vitamin B12 und Folsäure zugemischt werden. Die Eigenblutmenge wird beginnend mit 0,2 ml langsam bis auf 2 ml gesteigert und intramuskulär reinjiziert.

Intramuskuläre Injektionen mit Eigenblut stimulieren das unspezifische Immunsystem. Die beschriebenen Injektionen haben sich seit langem zur wirkungsvollen Stimulierung des Immunsystems, bei Allergien, chronischen Erkrankungen der Stirn- und Nebenhöhlen, chronischen Dermatosen, Asthma und rezidivierenden Tonsillitiden bestens bewährt. Eigenbluttherapie trägt dazu bei, häufig verordnete Medikamente mit schädigenden Nebenwirkungen niedriger zu dosieren oder ganz abzusetzen.

Eigenbluttherapie – und dies ist insbesondere bei der Behandlung von Sportlern wichtig – ist kein Doping. In seinem Gutachten zur Eigenbluttherapie stellt Prof. Dr. Bühring, Lehrstuhlinhaber für Naturheilkunde am Universitätsklinikum Benjamin Franklin in Berlin, fest, dass durch eine Eigenblutbehandlung eine verbesserte aerobe Leistungsfähigkeit nicht erzielt werden kann.

Eine besondere Aufwertung erlebt eine modifizierte Methode der Eigenblut-Therapie, die sich besonders bei chronisch rezidivierenden Funktionsstörungen des Respirationstraktes, Bronchialasthma, Pseudokrupp und ähnlichen nicht leicht zu behandelnden Erkrankungen bestens bewährt hat. Man mischt zu den spezifisch erforderlichen Injektionspräparaten Eigenblut beginnend je nach Reaktionslage mit 0,2 ml steigernd bis 2,0 ml und injiziert diese Kombination an die bekannten Triggerpunkte (s. Abbildungen Seite 166 und 167). Man erreicht dadurch zusätzlich eine segmentale Stimulierung der erkrankten oder funktionsschwachen Organe.

Behandlungsschema Bronchitis:
   Infi-Drosera + Infi-Myosotis + Cefasept
   + 1 ml 1%iges Lidocain oder Procain + Eigenblut (EB)
   an die Bronchialpunkte und Fossa jugularis s.c.

Stets ergänzende Injektion an die Tonsillen oder Tonsillennarben (ohne Eigenblut), Behandlungsintervalle je nach Krankheitsverlauf 1 bis 2mal wöchentlich

Behandlungsschema chronische Tendopathien, beginnende arthrotische Veränderung am Knie:
Zeel comp. Injektion + Traumeel oder Hewetraumen + 1 ml 1%iges Lidocain oder Procain + 2 ml EB s.c. an die Triggerpunkte.

Kontraindikationen
Eigenbluttherapie ist kontraindiziert wenn der Organismus so geschwächt ist, dass er auf die Stimulierung durch das Eigenblut nicht mehr reagieren kann. So zum Beispiel bei schweren kachektischen Zuständen oder bei destruktiven Endstadien.

Kontraindiziert sind ferner hochfieberhafte Infekte, Schilddrüsenkrankheiten und schwere Gerinnungsstörungen.

Nebenwirkungen/Erstverschlimmerung
Bei den in unserer Praxis verwendeten niedrigen Eigenblutmengen – bis 2 ml – sind unerwünschte Reaktionen nicht zu beobachten. Lokal kann es zu leichten Reaktionen wie Rötung oder Schmerz kommen. Ebenso ist eine systemische Reaktion in Form von Abgeschlagenheit, Müdigkeit oder Fieber möglich; allerdings treten diese Reaktionen meist erst bei Eigenblutmengen von mehr als 5 ml auf. Der in der Literatur erwähnte Kreislaufkollaps trat in unserer Praxis bislang nie auf.

Die Blutbeutel-Affäre von Salt Lake City

Kurz nach Ende der 19. Olympischen Winterspiele in Salt Lake City sorgt ein spektakulärer Fund für einen über ein Jahr dauernden Rechtsstreit zwischen dem Internationalen Olympischen Komitee und dem österreichischen Team, in dem es um die Frage geht: Ist eine Eigenbluttherapie eine medizinische Behandlung oder Blutdoping?

Im Februar 2002, wenige Tage nach dem Ende der 19. Olympischen Winterspiele im US-amerikanischen Salt Lake City, finden Reinigungskräfte im Quartier der österreichischen Langläufer leere Blutbeutel sowie weggeworfene medizinische Geräte, die üblicherweise für Bluttransfusionen benutzt werden. Sofort stehen die österreichischen Skilangläufer unter Dopingverdacht. Unverzüglich wird das österreichische Team vom International Olympic Committee (IOC) aufgefordert, zu dem Vorfall Stellung zu nehmen. Bereits zwei Wochen später ruft IOC-Präsident Dr. Jacques Rogge eine eigene Untersuchungskommission für die „Blutbeutel-Affäre", wie die Presse titelt, ins Leben.

Der damals für den Langlauf zuständige Sportdirektor des Österreichischen Skiverbands (ÖSV) Walter Mayer – er hat die Behandlung mit UV-bestrahltem Eigenblut durchgeführt – erklärt bereits in einer ersten Stellungnahme kurz nach dem Fund, dass die entdeckten Gerätschaften für Eigenbluttherapien zur Steigerung des körpereigenen Immunsystems der Sportler und keinesfalls zu Doping-Zwecken verwendet wurden. Zu den vom IOC verdächtigten Personen zählt von Anfang an auch Heilpraktiker Volker Müller, der über eine Akkreditierung des Nationalen Olympischen Komitees (NOK) das österreichische Team nach Salt Lake City begleitet hatte. Müller war bereits bei den Olympischen Winterspielen im kanadischen Calgary (1988) und im norwegischen Lillehammer (1994) dabei, damals auf Einladung des deutschen NOK, und betreute den deutschen Skifahrer Markus Wasmeier.

Bereits einen Monat nach dem Blutbeutel-Fund ist der erste Bericht der vom IOC-Präsidenten einberufenen Untersuchungskommission fertig. Darin empfiehlt sie dem Executive Board des IOC, das mit der Geschäftsführung eines Unternehmens vergleichbar ist, ein Disziplinarverfahren gegen den nordischen ÖSV-Sportdirektor Walter Mayer einzuleiten. Auch Volker Müller und Dr. Peter Baumgartl, Arzt des ÖSV, sollen genauer zu den Vorfällen gehört werden.

Zu diesem Zweck wird Volker Müller am 2. Mai 2002 telefonisch von Mitgliedern der Kommission befragt. Er erinnert sich: „Während einer einenhalbstündigen telefonischen Anhörung durch die Anti-Doping-Kommission des IOC habe ich den Eindruck gewonnen, dass die Mitglieder dieses Gremiums der Komplementär- bzw. Alternativmedizin etwas ratlos gegenüberstehen. Ihre Befragung war eher juristisch geprägt. Ich hielte es für sinnvoll dem IOC vorzuschlagen, die Anti-Doping-Kommission mit einem Komplementärmediziner zu ergänzen, damit diese vielfältigen therapeutischen Möglichkeiten, die zur Optimierung der sportmedizinischen Betreuung beitragen, kompetent und fundiert beurteilt werden können."

Bereits in dieser ersten Anhörung spricht Müller an, dass gerade die Naturheilverfahren bei Sportlern sehr beliebt und sinnvoll sind, um sie aufgrund der enormen körperlichen Belastungen während der Trainings- und Wettkampfzeiten vor Erkrankungen zu schützen. Die Eigenbluttherapie wird zum Beispiel eingesetzt, um das körpereigene Immunsystem zu aktivieren und nicht um die Leistungsfähigkeit der Sportler zu steigern. Außerdem stellt Volker Müller klar, dass er die Liste verbotener Substanzen des Anti-Doping-Codes kennt und selbstverständlich keine davon für die von ihm betreuten Sportler verwendet. Auch wenn er gleichzeitig nicht gutheißen kann, dass viele Naturheilmittel für Athleten verboten sind. So stehen zahlreiche homöopathische und pflanzliche Mittel auf der Verbotsliste, allein weil sie Alkohol enthalten, zum Beispiel Echinacea-, Meditonsin- oder Esberitox-Tropfen, Johanniskraut-Kapseln oder Kamillosan.

Die Untersuchungskommission in der Blutbeutel-Affäre ist in der Frage Eigenblut anderer Ansicht: Im Mai 2002 berichtet sie abschließend an die IOC-Entscheider, dass die Eigenblutbehandlung nach dem zum Zeitpunkt der Olympischen Winterspiele in Salt Lake City geltenden Anti-Doping-Regeln zu den verbotenen Methoden zählt und damit als Blutdoping anzusehen ist. Zum Abschluss des Berichts empfiehlt die Kommission unter anderem auch gegen Volker Müller Sanktionen zu verhängen. Das Executive Board des IOC folgt dieser Empfehlung auf seiner nächsten Sitzung am 26. Mai 2002 in Kuala Lumpur und sperrt Volker Müller und den ÖSV-Sportdirektor Walter Mayer für die nächsten Olympischen Spiele bis einschließlich des Jahres 2010.

Gegen diese Entscheidung des IOC legen die Bestraften im Juni 2002 Beschwerde beim obersten Sport-Schiedsgericht in Lausanne ein. Dabei geht es ihnen aber viel weniger um die gegen sie verhängten Sanktionen, als vielmehr um die Rehabilitation der Eigenbluttherapie. Volker Müller schreibt in einer Stellungnahme: „Der Versuch des IOC diese geniale, naturheilkundliche Behandlungsmethode der Eigenbluttherapie in völliger Unkenntnis der Indikationen, der Dosierung und der Behandlungsstrategien in die Dopingecke drängen zu wollen, ist völlig absurd, sinnentstellend und lächerlich zugleich."

Zudem wollen die Beteiligten den Unterschied zwischen Therapie und Doping klar stellen: Die Eigenblutbehandlung unterscheidet sich vom Blutdoping dahingehend, dass dem Sportler bzw. Patient nur eine sehr geringe Menge (0,5 bis 5,0 ml) an Blut entnommen und innerhalb kürzester Zeit reinjiziert wird. Beim Blutdoping steht im Gegensatz dazu im Vordergrund, den Sauerstoff-Transport im Blut zu erhöhen. Zu diesem Zweck werden größere Mengen an Blut (um die 450 ml) mehrere Woche vor dem Wettkampf abgenommen, zentrifugiert und nur die Plasma-Bestandteile unmittelbar dem Blutkreislauf wieder zugeführt, die roten Blutkörperchen werden tiefgekühlt und erst wenige Tage vor dem Wettkampf injiziert.

Im Zuge der Klage gegen das IOC vor dem Schiedsgericht werden zwei Gutachten zur Wirkung der Eigenbluttherapie erstellt, die die Argumentation von Volker Müller untermauern. Eines von Don H. Catlin, Professor für molekulare und medizinische Pharmakologie an der University of California in Los Angeles, der zu dem Ergebnis kommt:

„Es ist jedoch sicher, dass die autologe Blutbehandlung eine Reiz- und Stimulationstherapie darstellt. (…) Wenn von den Österreichern, wie von Herrn Mayer beschrieben, vorgegangen worden ist, so erhöht diese Vorgangsweise die Sauerstoffaufnahmekapazität des Sportlers nicht, und es könnte daher eine Verbesserung der aeroben Leistung durch den Mechanismus erhöhter Sauerstoffzufuhr in das Gewebe nicht erzielt werden."

Ein zweites Gutachten stammt von Prof. Dr. med. Malte Bühring, Lehrstuhlinhaber für Naturheilkunde am Universitätsklinikum Benjamin Franklin, FU-Berlin, und Dr. med. Michael Essers, Facharzt für Innere Medizin und Naturheilkunde und wissenschaftlicher Assistent am oben genannten Lehrstuhl. Sie kommen zu dem Schluss:

„Empirisch und z. T. auch wissenschaftlich am besten belegt sind zweifelsohne günstige Wirkungen der Eigenblutbehandlung auf die Fließeigenschaften des Blutes, auf das Immunsystem und bei chronischen Dermatosen. (...) Die von Herrn Mayer und Herrn Müller angewandten Methoden der Eigenbluttherapie sind – dies zeigt unsere Befragungsstudie – durchaus in der therapeutischen Praxis häufig angewandte Methoden insbesondere zur Behandlung von akuten und chronischen Infektionskrankheiten, die von naturheilkundlichen Ärzten insbesondere dann zur Anwendung kommen, wenn auf Antibiotika oder Immunsupressiva (z.B. Kortison) verzichtet werden soll. (...) Uns liegen keine Hinweise dafür vor, dass Eigenbluttherapien probate Doping-Prozeduren sind, allenfalls die Behandlung mit Ozon-versetztem Eigenblut könnte Wirkungen in diese Richtung haben, aber auch hierzu fehlt u. E. eine stringente Beweisführung. Diesbezüglich können wir nur auf die Ausführungen von Herrn Prof. Catlin verweisen, der für die Eigenbluttherapie offensichtlich keine Doping-relevanten Effekte erkennen kann. (...) Bezüglich des Doping-Vorwurfs können wir uns der abschließenden Feststellung von Herrn Prof. Catlin nur anschließen, dass wenn die Vorgehensweise – wie von Herrn Mayer beschrieben – tatsächlich praktiziert wurde, auch wir keinen Hinweis dafür sehen, dass durch eine Eigenblutbehandlung eine verbesserte aerobe Leistungsfähigkeit erzielt werden kann."

Anfang Februar 2003 kommt es zur Verhandlung vor dem obersten Sport-Schiedsgericht in Lausanne. Das Tribunal bestätigt zwar, dass die in Salt Lake City durchgeführten Injektionen mit UV-bestrahltem Eigenblut als verbotene Methode im Sinne der damals geltenden Anti-Doping-Bestimmungen anzusehen sind. Allerdings erkennt es an, dass dies nicht zum Zweck einer Leistungssteigerung geschah. Bei den Vorwürfen und Sanktionen gegen den deutschen Heilpraktiker Volker Müller ist das Tribunal des obersten Sport-Schiedsgerichts anderer Meinung als das Executive Board des IOC: Es entscheidet, dass Volker Müller in keiner Weise gegen geltende Doping-Bestimmungen verstoßen hat. Die Sperre gegen den Heilpraktiker wird aufgehoben. Trotzdem gilt die von Walter Mayer in Salt Lake City vorgenommene Behandlung nicht als eine medizinisch notwendige Behandlung, vor allem deswegen, weil Mayer kein für eine solche Behandlung berechtigter Mediziner ist. Darum bleiben die Sanktionen gegen den ÖSV-Sportdirektor auch nach dem Berufungsverfahren wirksam.

Doch der für alle Beteiligten viel größere und wichtigere Erfolg ist, dass durch die Blutbeutel-Affäre von Salt Lake City das IOC die Schwierigkeiten hinter den Bestimmungen bezüglich der so genannten Blutmanipulationen erkennt und die Anti-Doping-Bestimmungen dahingehend ändert, dass die Verabreichung von Blut zu legitimen medizinischen Zwecken vom Verbot ausgenommen wird.

Ganz genau wird der Unterschied der betreffenden Passage im direkten Vergleich deutlich. Die Fassung zur Zeit der Olympischen Winterspiele in Salt Lake City lautete:

„Folgende Methoden sind verboten: Blutdoping: dies bezieht sich auf die Gabe von Blut, Erythrozyten und/oder analogen Blutprodukten an Sportler/Sportlerinnen, welcher eine Blutabnahme und Weiterführung des körperlichen Trainings im blutleeren Zustand vorangegangen sein kann."

Die ab 1. Januar 2003 gültige Fassung lautet:
„Folgende Methoden sind verboten: Blutdoping einschließlich des Gebrauchs von eigenem, homologem oder heterologem Blut oder Produkten aus roten Blutkörperchen jeglicher Herkunft, soweit nicht für die medizinische Behandlung vorgesehen."

Anhang

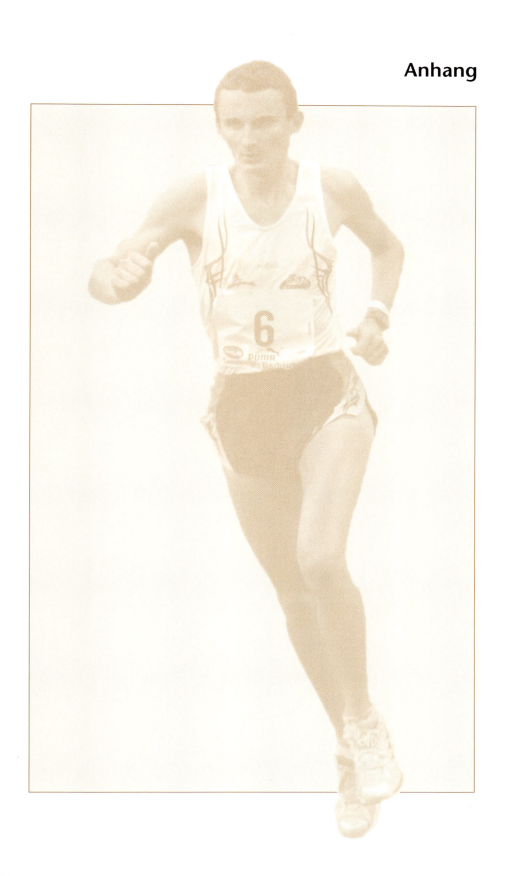

Erstversorgung bei Sportverletzungen

Bei der Primärversorgung am Verletzungsort gilt die PECH-Regel:
Pause/ Ruhe
Eis
Compression
Hochlagern

Liquid-Ice Emergency kit
Orale Therapie: Arnika Globuli C30, je früher desto besser

Weitere Versorgung in der Praxis
1. Einblutungen bzw. Lymphstau herausdrücken
   sanft beginnen und nach einigen Minuten mit kräftigen Faszien- und Bindegewebsstrichen auch die tieferen Muskel- und Faszienschichten erreichen; dadurch werden die verletzten Fasern von Schlackenstoffen befreit.
2. Injektionen mit z.B. Traumeel, Cefalymphat, veno-loges N oder Lactopurum sowohl an die Läsion als auch intravenös.
3. Großflächig ein zurechtgeschnittenes Stück Artifoarm (evtl. bestrichen mit Traumeel Salbe oder Traumaplant Salbe kombiniert mit Reparil-Gel) auf die betroffene Stelle legen und das Ganze durch eine Binde, Acryllastic oder Gazofix, für mindestens 24 Stunden komprimieren.
4. Orale Therapie: Phlogenzym 3 x 2 Tbl. oder Traumanase forte Drg. und Reparil 3 x 1 Drg. und Traumeel liquidum oder Tabletten

Diese Behandlungsabfolge wiederholt sich in der ersten Woche circa dreimal.

Verhaltensempfehlungen
Belasten darf der Patient je nach Schmerzempfinden. Ein leichter Dehnungsschmerz ist erlaubt, ein Spannungsschmerz oder gar ein Stechen ist zu vermeiden. Der Schmerz gilt als Indikator für die weitere Belastung. Im Anfangsstadion ist Bewegung ohne große Belastungen sinnvoll, wie zum Beispiel Aquajogging oder Radfahren.

Präparate- und Produkteverzeichnis

110 Pulmonaria S von NESTMANN Pharma
100 g enthalten: Yerba santa D3 Dil. 20,0 g, Aralia D3 Dil. 20,0 g, Allium sativum D3 Dil. 20,0 g, Ipecacuanha D3 Dil. 10,0 g
Anwendung: Infektionen der oberen Luftwege, akute und chronische Bronchitis, Krampf- und Reizhusten, Heiserkeit
Dosierung: Bei akuten Zuständen alle halbe bis ganze Stunde, höchstens 12-mal tgl. je 5-10 Tropfen sowie bei chronischen Verlaufsformen 1- bis 3-mal tgl. je 5-10 Tropfen.

220 Arum Nasentropfen S von NESTMANN Pharma
Zusammensetzung: Arum maculatum D2 Dil. 75,0 mg, Arum triphyllum D2 Dil. 5,0 mg, Arsenicum album D10 Dil. 28,3 mg, Argentum D10 Dil. 28,3 mg, Zingiber D4 Dil. 28,3 mg
Anwendung: Chronische Rhinitis, Rhinitis sicca, chronische Rachen-Kehlkopfentzündung
Dosierung: 3- bis 4-mal tgl. 1 Sprühdosis in jedes Nasenloch einsprühen.

aar® os N Dragees von aar pharma
1 Dragee enthält: Putamen ovi mikronisiert 440 mg (entspr. 160 mg Calciumionen)
Anwendung: Knochenentwicklungsstörungen, gestörte Knochenmarksfunktion und Blutbildung, Osteoporose, Zahnaufbaustörungen, Spasmophilie, Knochenfraktur, Kallusbildung, Kalkmangelerscheinungen während des Wachstums
Dosierung: Erwachsene: 3-mal tgl. 1 - 2 Drg. mit Flüssigkeit unzerkaut schlukken od. aufgelöst einnehmen. Bei verminderter Magensaftsekretion, tritt relativ häufig auf, Einnahme zu den Mahlzeiten ratsam.

aconitrop® von Magnet-Activ
Zusammensetzung: Aconit. D15, Atropin. Sulf. D7, Colocynth. D15, Gelsemium D12, Magnesium phosph. D12, Nux vomica D12, Rhus tox. D12, Spigelia D6
Anwendung: Schmerzzustände verschiedener Genese: Neuralgien, Koliken, Spasmen, Traumen, Organschmerzen

Dosierung: In akuten Fällen 1- bis 2-mal tgl., in chronischen 1- bis 2-mal wöchentlich bis zu 5 ml

Agno-Sabona® Hartkapseln von Sabona-Naturarzneimittel
1 Hartkapsel enthält: 4 mg Trockenextrakt aus Keuschlammfrüchten
Anwendung: Rhythmusstörungen der Regelblutung (Regeltempoanomalien), Spannungs- und Schwellungsgefühl in den Brüsten (Mastodynie), monatlich wiederkehrende Beschwerden vor Eintritt der Regelblutung (prämenstruelle Beschwerden)
Dosierung: Erwachsene eine Kapsel tgl. Hinweis: Um eine zuverlässige Wirkung zu erzielen, muss Agno-Sabona über mindestens 3 Monatszyklen eingenommen werden.

Agnus castus comp. Hevert® Injektionslösung von Hevert
1 Ampulle (à 2 ml) enthält: Acid. oxalicum D3 0,1 ml, Agnus castus D3 0,04 ml, Cimicifuga D3 0,02 ml, Hamamelis D2 0,02 ml, Pulsatilla D4 0,4 ml, Zincum valerianicum D6 0,2 ml
Anwendung: Beschwerden während der Regel u. in den Wechseljahren
Dosierung: 1- bis 3-mal wöchentlich 1 Ampulle i.m. injizieren.

Allya® Injektopas N 2 ml/-5 ml Injektionslösung von Pascoe
1 Ampulle (2 ml/5 ml) enthält: Harpagophytum Ø 50 mg/125 mg, Arnica Ø 5 mg/12,5 mg, Hypericum Ø 1,5 mg/3,75 mg, Bryonia Ø 1 mg/2,5 mg, Symphytum Ø 1 mg/2,5 mg, Calcium phosphoricum D6 0,5 mg/1,25 mg, Silicea D6 0,5 mg/1,25 mg, Valeriana D2 0,5 mg/1,25 mg
Anwendung: Arthritis, Arthrosen, Wirbelsäulensyndrome, Spondylarthrosis, Osteochondrose, Neuritiden, Neuralgien, Ischialgien, Myalgien, Gelosen, Kapselentzündungen sowie Erkrankungen an Sehnen- u. Bandapparat, Bindegewebsschäden
Dosierung: I.m.-Injektionen 2- bis 3-mal wöchentlich mit 4-5 ml. Ganz besonders haben sich s.c.- und i.c.-Injektionen als Quaddel im Sinne der Segmenttherapie bewährt. Paravertebrale s.c.- und i.c.-Injektionen über den Gelenken führen bei den obengenannten Indikationen bei 2- bis 3-mal wöchentlicher Anwendung innerhalb kurzer Zeit zu einer raschen Besserung der Beschwerden. Beim Kniegelenk lateral und medial 4-5 ml s.c., beim Hüftgelenk beiderseits des Trochanter major je 3-4 ml s.c., beim Schultergelenk vorn und hinten je 2-3 ml s.c. injizieren.

Allya® Tabletten Filmtabletten von Pascoe
1 Tablette enthält: Trockenextrakt aus Teufelskrallenwurzel (4,4 - 5,0:1) 240 mg
Anwendung: Zur unterstützenden Therapie bei Verschleißerscheinungen des Bewegungsapparates
Dosierung: Erwachsene und Kinder ab 12 Jahren 2-mal tgl. 2 Filmtabletten oder 4-mal tgl. 1 Filmtablette

Araniforce® rheuma Mischung von Weber & Weber
10 ml enthalten: Acidum silicicum D8 1 ml, Alchemilla vulgaris ex herba sicc. Ø 2 ml, Calcium carbonicum Hahnemanni D8 1 ml, Calcium phosphoricum D8 1 ml, Equisetum arvense ex herba sicc. Ø 2 ml, Ilex aquifolium e fol. sicc. Ø 1 ml, Symphytum officinale e radice D6 1 ml
Anwendung: Arthrosis deformans, Bandscheibenschaden, degenerative Prozesse d. Gelenke, Knie- und Hüftarthrosen
Dosierung: Erwachsene 3-mal tgl. 30 - 50 Tropfen. Für die Langzeittherapie empfohlen wird 3-mal 30 Tropfen.

Arnica Hevert® Complex von Hevert
Zusammensetzung: Arnica D4, Rhus toxicodendron D4
Anwendung: Verletzungen, Blutergüsse
Dosierung: In akuten Fällen alle halbe bis ganze Stunde, höchstens 6mal täglich, je 1 Tablette; bei chronischen Verlaufsformen 1-3mal täglich 1 Tablette.

Arthrobonum nach Dr. Dehoust von MBZ Herrsching
Zusammensetzung: Haifischknorpelextrakt, Meeresschalentierextrakt, Schwefelspender, Mangan
Anwendung: Ergänzend bilanziertes diätetisches Lebensmittel zur Förderung der Regeneration von Gelenken, Verhinderung von Autoimmunreaktionen und Angriffen von freien Radikalen auf die Gelenke
Dosierung: In den ersten 6 - 8 Wochen 2 Kapseln morgens, nüchtern und 2 Kapseln abends. Ab der 8. Woche 2 bis 4 Kapseln für mindestens 3 Monate.

Asthma HM Inj. Injektionslösung von Pflüger
1 Ampulle (2 ml) enthält: Ammi visnaga Dil. D4 0,04 ml, Blatta orientalis Dil. D5 0,04 ml, Cephaelis ipecacuanha Dil. D6 0,04 ml, Cetraria islandica Dil. D5 0,04 ml, Chamomilla recutita Dil. D5 0,04 ml, Drosera Dil. D4 0,04 ml, Eriodictyon californicum Dil. D4 0,04 ml, Euspongia officinalis Dil. D5 0,04

ml, Grindelia robusta Dil. D3 0,04 ml, Natrium sulfuricum Dil. D6 0,04 ml
Anwendung: Erkrankungen der Atemorgane wie z. B. Katarrhe der Luftwege, Asthma bronchiale und spastische Bronchitis
Dosierung: Bei akuten Zuständen 1 Ampulle bis zu 3-mal tgl. i.v. oder i.m. bzw. bei chronischen Verlaufsformen 1 Ampulle pro Tag i.v. oder i.m. injizieren.

Asthmavowen®-N Mischung von Weber & Weber
10 ml enthalten: Aconitum nap. D4 1 ml, Convallaria maj. D1 0,15 ml, Datura stram. D4 2 ml, Drosera Ø 0,5 ml, Kalium iod. D3 0,1 ml, Lobelia infl. D4 2 ml
Anwendung: Unterstützende Behandlung bei Asthma bronchiale
Dosierung: 3-mal tgl. 20-35 Tropfen vor den Mahlzeiten einnehmen. Kinder zwischen 6 u. 12 Jahren 5-10 Tropfen, Kleinkinder bis zum 6. Lebensjahr 4-7 Tropfen.

Basakatt von Kattwiga
100 g enthalten: 56 g Natriumbicarbonat, 10 g Magnesiumcarbonat, 6 g Calciumcarbonat, 3 g Calciumphosphat
Anwendung: Nahrungsergänzungsmittel mit Mineralstoffen
Dosierung: 3-mal tgl. einen halben TL (1,3 g) mit etwas Flüssigkeit einnehmen.

Basica® Vital von Protina
2 Portionen Basica Vital (32 g) enthalten: Calcium (als Calciumcitrat): 400 mg, Natrium (als Natriumcitrat): 250 mg, Kalium (als Kaliumcitrat): 250 mg, Magnesium (als Magnesiumcitrat): 100 mg, Eisen (als Eisencitrat): 5 mg, Zink (als Zinkgluconat): 5 mg, Kupfer (als Kupfercitrat): 1 mg, Jod (als Kaliumjodid): 100 µg, Molybdän (als Natriummolybdat): 80 µg, Chrom (als Chromchlorid): 60 µg, Selen (als Natriumselenit): 30 µg
Anwendung: Zur Harmonisierung des Säure-Basen-Haushalts
Dosierung: Je 1 Portion (à 16 g) Basica® Vital morgens und abends in kalte oder warme Speisen einrühren. Basica® Vital passt besonders gut zu Müsli oder Jogurt. Basica® Vital kann auch in Fruchtsaft, Kräutertee oder Mineralwasser eingerührt werden.

BiOcean® Kapseln von St. Johanser
Zusammensetzung: Grünlippmuschel-Extrakt 37%, Haifischknorpelpulver 37%, Vitamin E 1,8%, Gelatine

Anwendung: Nahrungsergänzung zur Gesunderhaltung der Gelenksfunktionen, Verzögerung der Abnutzungserscheinungen
Dosierung: Täglich 3-mal 2 Kapseln mit etwas Flüssigkeit als Ergänzung der Hauptmahlzeiten verzehren.

BN dolo Flüssige Verdünnung zur Injektion von Staufen-Pharma

1 Ampulle (1 ml) enthält: Arsenicum album D12 0,333 ml, Formica rufa D12 0,333 ml, Sulfur D12 0,333 ml
Anwendung: Schmerzen bei Rheumatismus
Dosierung: Akute Zustände: Parenteral 1-2 ml Inj.-Lsg. bis zu 3-mal tgl. s.c. oder i.m.; chronische Verlaufsformen: Parenteral 1-2 ml Inj.-Lsg. pro Tag s.c. od. i.m.

Bromelain-POS® überzogene magensaftresistente Tabletten

1 Tablette enthält: Bromelain 66,7-100 mg (entspr. 500 F.I.P.-E.)
Anwendung: Akute Schwellungszustände nach Operationen u. Verletzungen, insbesondere der Nasen u. Nebenhöhlen
Dosierung: Erwachsene 2-mal tgl. 1 Tablette ca. eine halbe Std. vor den Mahlzeiten unzerkaut mit etwas Flüssigkeit

Bullrich's Vital von delta pronatura

1 Tablette enthält: 408 mg Natriumbicarbonat, 136 mg Calciumcarbonat, 90 mg Magnesiumcarbonat, 51 mg Kaliumcitrat, 25 mg Natriumphosphat
Anwendung: Nahrungsergänzung zur Unterstützung des Säure-Basen-Haushalts
Dosierung: Tgl. morgens, mittags und abends je 2 Tabletten eine halbe bis eine Stunde nach den Mahlzeiten

Cefabronchin® Tropfen von Cefak

100 g (= 101 ml) enthalten: Extr. Thymi fluid. 50 g aus Lichen islandicus 1 g, Rad. Saponariae 1 g, Rad. Pimpinellae 1 g, Fol. Eucalypti 1 g, Fruct. Foeniculi 1 g, Fruct. Anisi stellati 1 g
Anwendung: Entzündungen der oberen Luftwege, Bronchitis, Bronchiolitis, Pharyngo-Laryngitis (Rachen-, Kehlkopfentzündung)
Dosierung: Erwachsene zweistündlich bis zu 6-mal tgl. bis zu 20 Tropfen, Kinder die Hälfte

Cefadysbasin® SE von Cefak
10 g (10 ml) Mischung enthalten: Secale cornutum dil. D4 0,58 g, Espeletia schultzii/Espeletia grandiflora e foliis et floribus sicc. dil. D3 (HAB; V. 4a) 0,58 g, Arnica montana dil. D6 0,58 g, Plumbum metallicum dil. D8 0,58 g, Barium carbonicum dil. D8 0,58 g
Anwendung: Begleittherapie bei peripheren Durchblutungsstörungen
Dosierung: Erwachsene bei akuten Zuständen je 5 bis 10 Tropfen alle halbe bis ganze Stunde, jedoch höchstens 12-mal tgl.; bei chronischen Verlaufsformen 1- bis 3-mal tgl. je 5 bis 10 Tropfen.

Cefakliman® H Flüssige Verdünnung zur Injektion von Cefak
1 Ampulle (1 ml) enthält: Lachesis D6 1 ml
Anwendung: Wechseljahresbeschwerden, Verstimmungszustände
Dosierung: Akute Zustände 1-2 ml bis zu 3-mal tgl. s.c., i.m. oder i.v. Chronische Zustände 1-2 ml tgl.

Cefakliman® N Mischung von Cefak
100 g enthalten: Lachesis mutus D8 2 g, Sanguinaria canadensis D3 2 g, Cimicifuga Ø 3 g, Hypericum Ø 3 g
Anwendung: Wechseljahrsbeschwerden
Dosierung: Akute Zustände 0,5-1-stündlich 5-10 Tropfen, höchstens 12-mal tgl. Chronische Zustände 1- bis 3-mal tgl. 5-10 Tropfen.

Cefakliman® Tabletten von Cefak
1 Tablette enthält: Lachesis D12 10 mg, Cimicifuga D5 10 mg, Sepia D5 10 mg, Lilium tigrinum D5 10 mg
Anwendung: Klimakterische Ausfallserscheinungen
Dosierung: 3- bis 4-mal tgl. 2-3 Tabletten

Cefalymphat® H Flüssige Verdünnung zur Injektion von Cefak
1 Ampulle enthält: Aethusa cyn. D4 100 mg, Helianthus ann. D4 100 mg, Calendula off. D2 100 mg
Anwendung: Anfälligkeit für Erkältungen
Dosierung: Akute Zustände 1-2 ml tgl. bis zu 3-mal tgl. Chronisch: 1- bis 2-ml tgl. s.c., i.m. oder i.v.

Cefalymphat® Mischung von Cefak
10 g enthalten: Calcium fluor. D8 1 g, Sulfur D8 1 g, Aethusa D4 1 g, Helianthus ann. D4 1 g, Calendula Ø 2,4 mg
Anwendung: Lymphat. Diathese
Dosierung: 3-mal tgl. 30 Tropfen; Kinder unter 5 Jahren 5-10 Tropfen.

Cefasept® Tropfen von Cefak
100 g enthalten: Echinacea Ø 5 g, Kalium phosph. D4 10 g, Natrium phosph. D4 10 g, Lachesis D6 10 g, Aqua silicata 2 g, Hydrargyrum cyanat. D6 10 g
Anwendung: Zur Umstimmung bei Entzündungen und Infekten – auch viraler Genese – insbes. Rhinitis, Sinusitis, Pharyngitis, Tonsillitis
Dosierung: 3- bis 5-mal tgl., evtl. stündlich 20-30 Tropfen, Kinder die Hälfte.

Cefatec® 480 FT Filmtabletten von Cefak
1 Tablette enthält: Trockenextrakt aus Teufelskrallenwurzel (4,4-5,0:1) 480 mg
Anwendung: Adjuvans bei Verschleißerscheinungen des Bewegungsapparates
Dosierung: 2-mal tgl. 1 Tablette

Chirofossat® N Tropfen von Dreluso
100 g enthalten: Arnica D3 10 g, Gelsemium D4 12 g, Euphorbium D4 20 g, Argentum colloidale D4 3 g, Calcium carbonic. Hahnemanni D10 6 g, Symphytum D8 20 g, Cobaltum chlorat. D3 4 g
Anwendung: Degenerative Erkrankungen der Gelenke und Wirbelsäule
Dosierung: 4-mal 25 Tropfen tgl. über einen längeren Zeitraum in etwas Wasser einnehmen.

Chiroplexan H Inj. Injektionslösung von Pflüger
2 ml enthalten: Achillea millefolium D4 0,02 ml, Aconitum napellus D4 0,1 ml, Arnica montana D6 0,2 ml, Bellis perennis D4 0,1 ml, Calendula officinalis D4 0,2 ml, Echinacea D3 0,015 ml, Echinacea purpurea D4 0,025 ml, Hamamelis virginiana D4 0,2 ml, Hypericum perforatum D4 0,06 ml, Mercurius solub. Hahn. D10 0,025 ml
Dosierung: Bei akuten Zuständen parenteral 1 Ampulle i.v., i.m. oder s.c. injizieren. Eine über 1 Woche hinausgehende Anwendung sollte nur nach Rücksprache mit einem homöopathisch erfahrenen Therapeuten erfolgen. Bei chronischen Verlaufsformen 2- bis 3-mal wöchentlich parenteral 1 Ampulle i.v., i.m. oder s.c. injizieren.

Colchicum comp. Gelenk- und Rheumatropfen von Pflüger
10 ml enthalten: Acid. silicicum D6 0,9 ml, Arnica montana D2 0,4 ml, Calcium carbonicum Hahnemanni D6 0,9 ml, Calcium phosphoricum D6 0,9 ml, Colchicum autumnale D3 0,9 ml, Gelsemium sempervirens D3 0,4 ml, Kalium stibyltartaricum D4 0,9 ml, Petasites hybridus D6 0,8 ml, Symphytum officinale e radice D6 0,9 ml, Alchemilla vulgaris Ø 0,8 ml, Equisetum arvense Ø 0,8 ml, Ilex aquifolium Ø 0,1 ml, Solidago virgaurea Ø 0,4 ml, Urtica urens Ø 0,9 ml
Anwendung: Arthrosen, Spondylosen, Ischias, Neuralgien, Arthritiden, Bandscheiben- und Wirbelschäden
Dosierung: 3-mal tgl. 30-50 Tropfen in heißem Rheumatee oder heißem Wasser einnehmen. Sollte daraufhin eine Erstverschlimmerung einsetzen, ist 1 Woche lang die Dosierung auf 3-mal tgl. 15-30 Tropfen herabzusetzen, danach wieder die volle Dosierung.

Corinex® Vitalstoffkonzentrat von Wittelsbacher-Apotheke München
Kontakt: Wittelbacher-Apotheke München, Telefon: 089/6417799, Fax: 089/6414018

Derivatio H Tabletten von Pflüger
1 Tablette enthält: Anagallis arvensis D4 15 mg, Argentum metallicum D30 12,5 mg, Arnica montana D15 12,5 mg, Aurum metallicum D15 12,5 mg, Bryonia cretica D4 15 mg, Carbo vegetabilis D30 12,5 mg, Chelidonium majus D6 15 mg, Citrullus colocynthis D5 15 mg, Cytisus scoparius D6 12,5 mg, Digitalis purpurea D5 12,5 mg, Selenicereus grandiflorus D4 15 mg, Silybum marianum D3 15 mg, Smilax D6 15 mg, Stannum metallicum D8 15 mg, Strophanthus gratus D6 12,5 mg, Taraxacum officinale D6 15 mg, Veronica virginica D4 15 mg, Viscum album D4 12,5 mg
Anwendung: Ausleitungsmittel bei der Behandlung kanzeröser Prozesse; Entlastungsmittel für Leber, Milz, Niere und Kreislauf; Leberverhärtung; akute und chronische Nephritis; akute und chronische Cholangitis
Dosierung: 3-mal tgl. 2 Tabletten

elhatop® von Magnet-Activ
1 Ampulle à 1 ml enthält: Acidum arsenicosum Dil. D10 0,091 ml, Aralia racemosa Dil. D4 0,091 ml, Calcium carbonicum Hahnemanni Dil. D15 0,091 ml, Cantharis Dil. D10 0,091 ml, Formica rufa Dil. D10 0,091 ml, Ipecacuanha

Dil. D6 0,091 ml, Jodum Dil. D10 0,091 ml, Lobelia inflata Dil. D8 0,091 ml, Natrium carbonicum Dil. D15 0,091 ml, Rhus toxicodendron Dil. D10 0,091 ml, Urtica urens Dil. D4 0,091 ml
Anwendung: Allergische Erkrankungen, Asthma bronchiale, Rhinitis allergica, Dermatitis atopica, Kontaktekzem
Dosierung: In akuten Fällen 2- bis 3-mal wöchentlich 2 - 3 ml, in chronischen Fällen 1- bis 2-mal.

Engystol® Injektionslösung von Heel
1,1 ml enthalten: Vincetoxicum D6 6,6 µl, Vincetoxicum D10 6,6 µl, Vincetoxicum D30 6,6 µl, Sulfur D4 3,3 µl, Sulfur D10 3,3 µl
Anwendung: Erkältungskrankheiten und grippale Infekte
Dosierung: Bei akuten fieberhaften Erscheinungen tgl., sonst 3- bis 1-mal wöchentlich 1 Ampulle i.v., i.m., s.c., i.c. (bei Grippe Mischinj. mit Gripp-Heel).

Euphorbium comp.-Nasentropfen SN Dosierspray ohne Treibgas von Heel
100 g enthalten: Euphorbium D4, Pulsatilla D2, Luffa operculata D2, Mercurius bijodatus D8, Hepar sulfuris D10, Argentum nitricum D10 jeweils 1 g.
Anwendung: Rhinitis (sicca), Adjuvans bei Ozaena, Behinderung der Nasenatmung bei Heuschnupfen, chron. Sinusitiden
Dosierung: 3- bis 5-mal tgl. 1 - 2 Sprühstöße in jedes Nasenloch sprühen, bei Kindern unter 6 Jahren 3- bis 4-mal tgl. 1 Sprühstoß.

Fugacid Harnsäuretee N von Sabona-Naturarzneimittel
100 g enthalten: 25 g Birkenblätter, 15 g Riesengoldrutenkraut, 20 g Hauhechelwurzel, 20 g Schachtelhalmkraut
Anwendung: Zur Erhöhung der Harnmenge bei Katarrhen im Bereich von Niere und Blase; zur Vorbeugung von Harngrieß und Harnsteinbildung
Dosierung: 2 bis 3 Teelöffel voll Tee werden mit siedendem Wasser (ca. 150 ml) übergossen, bedeckt etwa 15 Minuten ziehengelassen und dann durch ein Teesieb gegeben. Soweit nicht anders verordnet wird 3- bis 4-mal tgl. 1 Tasse frisch zubereiteter Tee zwischen den Mahlzeiten getrunken.

Girheulit® HOM Tabletten von Pflüger
1 Tablette enthält: Lithium carbonicum D3 60 mg, Colchicum autumnale D4 60 mg, Acid. benzoicum D3 50 mg, Ammonium phosphoricum D2 40 mg, Acid. silicicum D3 20 mg, Kalium iodatum D4 20 mg

Anwendung: Besserung rheumatischer Gelenkbeschwerden
Dosierung: Bei akuten Zuständen alle halbe bis ganze Stunde, höchstens 6-mal tgl. 1 Tablette. Eine über 1 Woche hinausgehende Anwendung sollte nur nach Rücksprache mit einem homöopathisch erfahrenen Therapeuten erfolgen. Bei chronischen Verlaufsformen 1- bis 3-mal tgl. 1 Tablette.

hepa-loges® N Injektionslösung von Loges

1 Ampulle (2 ml) enthält: Taraxacum D4 0,333 ml, Quassia amara D6 0,333 ml, Lycopodium D4 0,333 ml, Myrica cerifera D5 0,333 ml, Chelidonium D4 0,333 ml
Anwendung: Zur Besserung der Beschwerden bei Leber-Galle-Störungen
Dosierung: 2- bis 3-mal wöchentlich 1 Ampulle i.v., i.m., s.c. oder i.c.

Hevert® Stoffwechsel-Tee N von Hevert

100 g enthalten: Javan. Gelbwurz 15 g, Löwenzahn 32,5 g, Pfefferminzblätter 20 g, Schafgarbenkraut 20 g
Anwendung: Magen-Darm-Beschwerden wie Völlegefühl, Blähungen, Verdauungsbeschwerden. Nicht entzündliche Gallenblasenbeschwerden und Gallenabflussstörungen.
Dosierung: 3- bis 4-mal tgl. 1 Tasse Tee vor den Mahlzeiten trinken.

Hewetraumen® injekt Amp. von Hevert

1 Ampulle à 2ml enthält: Acidum hydrofluoricum D6, Arctium lappa D8, Calcium hypophosph. D3, Hydrastis D4, Hydrocotyle D4, Kreosotum D6 je 0,1ml, Silicea D8 0,4ml
Anwendung: Eitrige Entzündungen der Haut
Dosierung: 2-mal wöchentlich 1-2 Ampullen i.v., i.m., s.c. oder i.c. injizieren. In akutem Zustand 1 Ampulle tgl.

Infi-Colocynthis-Injektion von Infirmarius-Rovit

1 Ampulle zu 1,0 ml enthält: Citrullus colocynthis (Colocynthis) D4 0,03 ml, Aconitum napellus D4 0,03 ml, Allium sativum D6 0,02 ml, Atropa belladonna D4 0,02 ml, Atropinum sulfuricum D8 0,02 ml, Chamomilla recutita D3 0,02 ml, Coffea arabica D6 0,02 ml, Gelsemium sempervirens D4 0,02 ml, Nitroglycerinum D6 0,02 ml, Spigelia anthelmia D3 0,02 ml
Anwendung: Spasmen der glatten Muskulatur, besonders des Magens, Darmes, der Gallen- und Harnblase, Neuralgien, Neuritiden wie Trigeminusneuralgie, Ischialgie, rheumatische Muskel- und Gelenkschmerzen

Dosierung: Tgl. bis 1-mal wöchentlich eine Ampulle i.c., s.c., i.m., i.v. oder als Aku-Injektio-Therapie in die entsprechenden Akupunktur-Punkte injizieren.

Infi-Drosera-Injektion N von Infirmarius-Rovit
1 Ampulle zu 1,0 ml enthält: Drosera Dil. D2 0,02 ml, Ammonium iodatum Dil. D4 0,03 ml, Atropa bella-donna Dil. D4 0,02 ml, Bryonia Dil. D4 0,02 ml, Cephaelis ipecacuanha Dil. D4 0,02 ml, Grindelia robusta Dil. D3 0,02 ml, Hyoscyamus niger Dil. D6 0,03 ml, Kalium stibyltartaricum Dil. D6 0,02 ml, Lobelia inflata Dil. D4 0,04 ml, Stibium sulfuratum Dil. D8 0,03 ml
Anwendung: Besserung der Beschwerden bei krampfartigem Husten
Dosierung: Tgl. bis 1-mal wöchentlich eine Ampulle i.c., s.c., i.m. oder als Aku-Injektio-Therapie in die entsprechenden Akupunktur-Punkte.

Infi-Echinacea-Injektion von Infirmarius-Rovit
1 Ampulle zu 5,0 ml enthält: Aconitum napellus Dil. D5 0,4 ml, Bryonia Dil. D5 0,2 ml, Echinacea Dil. D4 0,4 ml, Echinacea purpurea Dil. D4, D12, D30, D60, D200 1,0 ml, Eupatorium perfoliatum Dil. D4 0,1 ml, Gelsemium sempervirens Dil. D3 0,2 ml, Lachesis mutus Dil. D10 0,3 ml, Lachesis mutus Dil. D13 0,2 ml, Phosphorus Dil. D6 0,1 ml, Veratrum Dil. D4 0,5 ml
Dosierung: 1-mal 1 bis 2 ml i.m. (tief intraglutäal) injizieren.

Infi-Lachesis-Injektion N von Infirmarius-Rovit
1 Ampulle zu 1,0 ml enthält: Lachesis mutus Dil. D8 0,01 ml, Acidum formicicum Dil. D8 0,16 ml, Arnica montana Dil. D6 0,01 ml, Echinacea Dil. D1 0,01 ml, Formica rufa Dil. D4 0,02 ml
Dosierung: 1 ml Lösung tgl. bis 1-mal wöchentlich i.m. oder i.v. injizieren.

Infi-Myosotis-Injektion von Infirmarius-Rovit
1 Ampulle zu 1,0 ml enthält: Myosotis micrantha D4 0,015 ml, Acidum arsenicosum D6 0,015 ml, Acidum silicicum D8 0,015 ml, Calcium carbonicum Hahnemanni D8 0,015 ml, Ferrum iodatum D12 0,015 ml, Furmaria officinalis D4 0,015 ml, Juglans regia D6 0,015 ml, Lycopodium clavatum D10 0,015 ml, Natrium sulfuricum D8 0,015 ml, Phosphorus D12 0,015 ml, Smilax (Sarsaparilla) D6 0,015 ml, Scrophularia nodosa D6 0,015 ml
Anwendung: Lymphatismus, Lymphome, Lymphknotenschwellungen, Tonsillenhypertrophie, Tonsillitis, Milchschorf, Ekzeme

Dosierung: Tgl. bis 1-mal wöchentlich eine Ampulle i.c., s.c., i.m., i.v. oder als Aku-Injektio-Therapie in die entsprechenden Akupunktur-Punkte injizieren.

Infirmarius Teemischung Nr. 4 Haut- und Blutreinigungs-Tee St von Infirmarius-Rovit

100 g enthalten: Orthosiphonblätter 50 g. Sonstige Bestandteile: Bockshornsamen, Geißrautenkraut, Hagebuttenschalen, Stiefmütterchenkraut, Süßholzwurzel, Thymian, Veilchenkraut, Walnussblätter
Anwendung: Zur Durchspülung der ableitenden Harnwege.
Dosierung: Mehrmals täglich wird eine Tasse des wie folgt bereiteten Teeaufgusses getrunken: 2 Teelöffel voll Haut- und Blutreinigungs-Tee St werden mit siedendem Wasser (ca. 150 ml) übergossen und nach etwa 10 bis 15 Minuten gegebenenfalls durch ein Teesieb gegeben. Hinweis: Auf zusätzliche reichliche Flüssigkeitszufuhr ist zu achten.

Infirmarius Teemischung Nr. 5 Rheuma-Gicht-Tee St

100 g enthalten: Birkenblätter 50 g. Sonstige Bestandteile: Hauhechelwurzel, Walnussblätter, Weidenrinde
Anwendung: Zur unterstützenden Behandlung rheumatischer Beschwerden und zur Durchspülung der ableitenden Harnwege
Dosierung: Mehrmals täglich wird eine Tasse des wie folgt bereiteten Aufgusses getrunken: 1 Esslöffel voll Rheuma-Gicht-Tee St wird mit siedendem Wasser (ca. 150 ml) übergossen und nach etwa 10 - 15 Minuten ggf. durch ein Teesieb gegeben Hinweis: Auf zusätzliche reichliche Flüssigkeitszufuhr ist zu achten.

Infi-Secale-Injektion von Infirmarius-Rovit

1 Ampulle zu 5,0 ml enthält: Acidum formicicum Dil. D12 1,250 ml, Argentum metallicum Dil. D12, D30, D200 je 0,021 ml, Arsenicum album Dil. D12, D30, D200 je 0,021 ml, Arteria suis Dil. D10, D30, D200 je 0,210 ml, Barium iodatum Dil. D12, D30, D300 je 0,021 ml, Calcium carbonicum Hahnemanni Dil. D12, D30, D200 je 0,021 ml, Curare Dil. D12, D30, D200 je 0,021 ml, Nicotiana tabacum Dil. D12, D30, D200 je 0,021 ml, Placenta suis Dil. D10, D30, D200 je 0,210 ml, Secale cornutum Dil. D8, D12, D30, D200 je 0,047 ml, Solanum nigrum Dil. D12, D30, D200 je 0,021 ml, Vena suis Dil. D10, D30, D200 je 0,210 ml
Dosierung: Einmal 1-2 ml i.c. injizieren.

Infitramex®-Injektion von Infirmarius-Rovit
1 Ampulle zu 2,0 ml enthält: Aconitum napellus Dil. D4 0,12 ml, Arnica montana Dil. D6 0,24 ml, Calcium sulfuricum Dil. D8 0,24 ml, Echinacea Dil. D3 0,02 ml, Hamamelis virginiana Dil. D2 0,02 ml, Viscum album Dil. D6 0,02 ml
Dosierung: 1 - 2 ml 2- bis 3-mal wöchentlich s.c., i.v. oder i.m. injizieren.

Injectio antiasthmatica FIDES von Heel
1 Ampulle zu 2 ml (= 2 g) enthält: Aralia racemosa Dil. D3 140,0 mg; Formica rufa Dil. D6 140,0 mg; Cuprum aceticum Dil. D6 140,0 mg; Cephaelis ipecacuanha Dil. D4 140,0 mg; Lobelia inflata Dil. D4 140,0 mg
Anwendung: Bronchitis mit Atemnot (spastische Bronchitis) sowie allergische Erkrankungen der Atemorgane wie Heuschnupfen und Asthma
Dosierung: Soweit nicht anders verordnet, bei akuten Zuständen 1 - 2 ml bis zu 3-mal tgl. i.v., i.m., i.c. oder s.c. (bei intravenöser Gabe Einzeldosis nicht mehr als 1 ml; sehr langsam injizieren).

Injectio antineuralgica FIDES von Heel
1 Ampulle zu 2 ml (= 2 g) enthält: Acidum hydrofluoricum Dil. D6 , Aesculus hippocastanum Dil. D4 , Bryonia Dil. D4 , Colocynthis (HAB 34) Dil. D4 [HAB, Vs. 4a, Ø mit Ethanol 86% (m/m)], Formica rufa Dil. D4 , Sulfur Dil. D6 jeweils 16 mg
Anwendung: Neuralgisch-arthritischer Formenkreis, Ischialgien, Brachialgie, Interkostalneuralgie
Dosierung: Soweit nicht anders verordnet, im Allgemeinen 2- bis 1-mal wöchentlich 1 - 2 Ampullen i.m. s.c., i.v. Bei i.v.-Injektion Einzeldosis nicht mehr als 1 ml; sehr langsam injizieren.

Kiara Bioaktiv-Komplex von Wittelsbacher-Apotheke München
Kontakt: Wittelbacher-Apotheke München, Telefon: 089/6417799, Fax: 089/6414018

Kytta-Balsam® f Salbe von Merck Selbstmedikation
100 g enthalten: Beinwellwurzel-Fluidextrakt (1:2) 35 g, Methylnicotinat 1,2 g
Anwendung: Schmerzhafte Muskel- u. Gelenkbeschwerden, Prellungen, Zerrungen, Verstauchungen (nach Abklingen der akuten Phase), lokale Durchblutungsförderung
Dosierung: 2- bis 4-mal tgl. einen Salbenstrang von 2 - 4 cm Länge auftragen und leicht einmassieren

Kytta-Plasma® f Umschlagpaste von Merck Selbstmedikation
100 g enthalten: Beinwellwurzel-Fluidextrakt (1:2) 30 g
Anwendung: Prellungen, Zerrungen, Verstauchungen
Dosierung: Ein angefeuchtetes Stück Verbandsmaterial wird mit dem beigefügten Spatel auf einer ausreichenden Fläche (1 - 4 Handteller groß) ca. 1 mm dick mit Kytta-Plasma f bestrichen und auf die erkrankte Körperstelle gelegt. Mit einem Tuch gut abdecken und mit einer Binde fixieren. Die Umschläge mit Kytta-Plasma f können 1- bis 2-mal tgl. bis zu 5 Stunden (warme Umschläge nicht länger als 2 Stunden) oder über Nacht angelegt werden. Um bei empfindlicher Haut ein zu starkes Aufweichen zu vermeiden, sollte vor der Erneuerung des Umschlages eine Pause von etwa 2 - 4 Stunden eingelegt werden. Nach mehrtägiger Anwendung empfiehlt sich eine Behandlungspause von 1 - 2 Tagen.

Kytta-Salbe® f von Merck Selbstmedikation
100 g enthalten: Beinwellwurzel-Fluidextrakt (1:2) 35 g
Anwendung: Prellungen, Zerrungen, Quetschungen, Verstauchungen
Dosierung: 2- bis 4-mal tgl. einen Salbenstrang von 1,2 - 6 g (entspr. 4 - 18 cm) auftragen und einmassieren, auch als Salbenverband (10 - 20 g)

Lactopurum® Tabletten, Tropfen, Injektionslösung von Pflüger
1 Tablette enthält: Acid. L(+)-lacticum D4 250 mg
10 ml Tropfen enthalten: Acid. L(+)-lacticum D2 10 ml
5 ml Injektionslösung enthalten: Acid. L(+)-lacticum D4 5 ml
Dosierung: Bei akuten Zuständen alle halbe bis ganze Std., höchstens 12-mal tgl., je 1 Tablette bzw. 5-10 Tropfen einnehmen. Bei chronischen Verlaufsformen 1- bis 3-mal tgl. 1 Tablette bzw. 5 - 10 Tropfen einnehmen.
Injektionslösung: Bei akuten Zuständen tgl. 1 Ampulle, sonst 2- bis 3-mal wöchentlich 1 Ampulle i.v., i.m. oder s.c.

Leber-Galletropfen Cosmochema Mischung von Heel
10 ml enthalten: Strychnos nux-vomica D2 0,1 ml, Chelidonium majus D3 2 ml, Berberis vulgaris D2 0,1 ml, Taraxacum officinale D1 0,1 ml
Anwendung: Unterstützende Behandlung bei Leber- und Galleerkrankungen
Dosierung: Erwachsene und Kinder ab 12 Jahren bei akuten Zuständen alle halbe bis ganze Stunde, höchstens 6-mal tgl., je 5 Tropfen 1 Woche lang. Bei

chronischen Verlaufsformen 1- bis 3-mal tgl. jeweils 5 Tropfen. Bei Besserung der Beschwerden ist die Häufigkeit der Einnahme zu reduzieren. Die Tropfen können unverdünnt oder auf einem Teelöffel mit Wasser verdünnt eingenommen und einige Zeit im Mund belassen werden, bevor sie geschluckt werden. Die Einnahme ist unabhängig von den Mahlzeiten.

Lymphdiaral® Basistropfen SL von Pascoe
10 g enthalten: Taraxacum Ø 0,8 g, Calendula Ø 0,45 g, Arsenicum album D8 0,1 g, Chelidonium D8 0,05 g, Echinacea D3 0,03 g, Phytolacca D2 0,05 g, Hydrastis Ø 0,1 g, Lycopodium D2 0,1 g, Sanguinaria D8 0,01 g
Anwendung: Unterstützende Behandlung von Infekten der oberen Atemwege, insbes. mit Beteiligung des lokalen Lymphsystems
Dosierung: Erwachsene akut: alle 0,5-1 Stunde, höchstens 6-mal tgl., je 5 Tropfen. Bei chronischen Verlaufsformen: 1- bis 3-mal tgl. je 5 Tropfen.

magnerot® N Magnesiumtabletten von Wörwag
1 Tablette enthält: Magnesiumhydrogenphosphat 3H2O 286,6 mg, Magnesiumcitrat 14H2O 83,1 mg (entspr. 48,6 mg = 2 mmol = 4 mval Magnesium)
Anwendung: Magnesiummangelzustände, die ernährungsmäßig nicht behebbar sind. Nachgewiesener Magnesiummangel als Ursache von Störungen der Muskeltätigkeit (neuromuskuläre Störungen, Wadenkrämpfe)
Dosierung: Abhängig vom Schweregrad des Magnesiummangels. Zum Auffüllen der Magnesiumspeicher eine Woche lang 3-mal tgl. 3 Tabletten, anschließend als Erhaltungsdosis 3-mal tgl. 1-3 Tabletten.

Magnesium Verla® Brausetabletten von Verla
1 Brausetablette enthält: Magnesiumbis(hydrogenaspartat) 2H2O 1623 mg
Anwendung: (Nachgewiesener) Magnesiummangel, wenn er Ursache für Störungen der Muskeltätigkeit (neuromuskuläre Störungen, Wadenkrämpfe) ist.
Dosierung: Erwachsene 1- bis 3-mal tgl. 1 Kau- bzw. 1 Brausetablette

MATRICELL® Königinnen-Trank von St. Johanser
1 Ampulle (7,5 ml) enthält: 150 mg Gelée Royale, 100 mg Propolis-Extrakt und 1850 mg enzymatisch aufgeschlossenen Blütenpollen-Extrakt
Dosierung: Tgl. eine Ampulle, morgens nüchtern, langsam schlückchenweise einnehmen.

metaheptachol N Tropf. von meta Fackler
10 g (=10,5 ml) Mischung enthalten: Berberis vulgaris Dil. D2 1,0 g, Carduus marianus Ø 0,1 g, Chelidonium Dil. D6 1,0 g, Flor de piedra Dil. D6 0,3 g, Picrasma excelsa, Quassia amara Dil. D2 1,0 g, Stannum metallicum Dil. D8 0,5 g
Anwendung: Chronische Störungen des Leber-Galle-Systems
Dosierung: Bei chronischen Verlaufsformen nehmen Erwachsene und Kinder ab 12 Jahren 1- bis 3-mal tgl. 5-10 Tropfen

MYOGELOTICUM N HANOSAN von HANOSAN
1 Ampulle (5 g) flüssige Verdünnung zur Injektion enthält: Acidum boricum Dil. D12 750 mg, Allium sativum Dil. D4 150 mg, Carrageen Dil. D5 750 mg, Granatum (Punica granatum) Dil. D3 75 mg, Kalmia latifolia Dil. D5 450 mg, Yerba santa (Eriodictyon californicum) Dil. D3 75 mg
Anwendung: Myogelosen (Muskelverhärtungen, Hartspann), Rheumatismus
Dosierung: 1-mal tgl. 2 bis 5 ml langsam i.m. injizieren.

NeproSport® blau Gel von NESTMANN Pharma
Zusammensetzung: Fichtennadel-Franzbranntwein, Steinkleekraut-Extrakt, Menthol, Aloe Vera Gel, Glycerin.
Anwendung: Es erfrischt und belebt während und nach dem Sport und beugt Ermüdungserscheinungen vor.

Orthomol Immun pro® Granulat von Orthomol
Anwendung: Orthomol Immun pro ist ein diätetisches Lebensmittel für besondere medizinische Zwecke (bilanzierte Diät). Orthomol Immun pro zur diätetischen Behandlung von Störungen der Darmflora (Reizdarmsyndrom) und des darmassoziierten Immunsystems (bei Allergien, nach Chemo- und Strahlentherapie, nach Antibiotikaeinnahme).
Dosierung: Täglich den Inhalt eines großen und kleinen Beutels grundsätzlich getrennt einnehmen (großer Beutel + kleiner Beutel = Tagesportion).

Orthomol Immun® Trinkfläschchen von Orthomol
Anwendung: Orthomol Immun ist ein diätetisches Lebensmittel für besondere medizinische Zwecke (bilanzierte Diät).
Dosierung: Täglich den Inhalt eines Trinkfläschchens (= Tagesportion) zu oder nach einer Mahlzeit einnehmen

PANALGAN® Flüssige Verdünnung zur Injektion von Staufen-Pharma
1 Ampulle (1 ml) enthält: Acid. sulfuricum D8 0,5 ml, Viscum album D8 0,5 ml
Anwendung: Verschleißkrankheiten der Gelenke
Dosierung: 1- bis 3-mal wöchentlich 1 Ampulle s.c.

PASCOFEMIN® SL Tropfen von Pascoe
10 g (= 10,4 ml) enthalten: Agnus castus D2 2 g, Cimicifuga D6 2 g, Aletris farinosa D3 1 g, Pulsatilla D4 0,75 g, Helonias dioica D3 1 g, Lilium tigrinum D3 1 g, Ignatia D4 0,75 g, Senecio aureus D5 0,75 g, Caulophyllum thalictroides D2 0,75 g

PASCOFEMIN® Tabletten von Pascoe
1 Tablette enthält: Senecio aureus D5 10 mg, Cimicifuga D6 30 mg, Agnus castus D2 30 mg, Aletris farinosa D3 10 mg, Pulsatilla D4 10 mg, Helonias dioica D3 10 mg, Lilium tigrinum D3 10 mg, Ignatia D4 10 mg, Caulophyllum thalictroides D2 10 mg

PASCOFEMIN®-Injektopas SL Injektionslösung von Pascoe
1 Ampulle (2 ml) enthält: Agnus castus D2 300 mg, Cimicifuga D6 300 mg, Aletris farinosa D3 100 mg, Pulsatilla D4 100 mg, Helonias dioica D3 100 mg, Lilium tigrinum D3 100 mg, Ignatia D4 100 mg, Senecio aureus D5 100 mg, Caulophyllum thalictroides D2 100 mg.
Anwendung (alle drei): Regulation des weiblichen Endokriniums
Dosierung: Tabletten: Erwachsene akut: alle halbe bis eine Stunde, höchstens 6-mal tgl., je 1 Tablette, chronisch: 1- bis 3-mal tgl. je 1 Tablette.
Tropfen: 3-mal tgl. 10-15 Tropfen in etwas Wasser einnehmen.
Ampullen: 1- bis 2-mal wöchentlich 2 ml i.m. oder i.c. injizieren.

Petadolex® Injektionslösung von Weber & Weber
1 Ampulle (2 ml) enthält: Petasites hypridus Dil. D3 2 ml
Anwendung: Spasmoanalgetikum bei Migräne, Spannungskopfschmerz, Nacken- u. Rückenschmerzen, Asthma
Dosierung: Bei Bedarf 1-mal tgl. 2 - 5 ml i.m., s.c. oder i.v. langsam injizieren.

Petadolex®-Kapseln von Weber & Weber
1 Kapsel enthält: Extr. Rad. Petasites spiss. (28-44:1) 25 mg
Anwendung: Spasmoanalgetikum bei Migräne, Spannungskopfschmerz, Nacken- u. Rückenschmerzen, Asthma
Dosierung: Bei Bedarf tgl. bis zu 3-mal 1-3 Kapseln mit Flüssigkeit zu den Mahlzeiten.

Phlogenzym® magensaftresistente Filmtabletten von Mucos
1 Filmtablette enthält: Bromelain 90 mg (entspr. 450 F.I.P.-E.), Trypsin 48 mg (entspr. 24 µkat), Rutosid 3H2O 100 mg
Anwendung: Traumatisch bedingte Ödeme und Entzündungen, rheumatische Erkrankungen, aktive Phasen von Osteoarthrosen, extraartikuläre rheumat. Erkrankungen, Thrombophlebitis, Entzündungen des Urogenitaltrakts, auch in Kombination mit Antibiotika
Dosierung: 3-mal 2 Filmtabletten tgl. bei schweren Krankheitsverläufen und zur Stoßtherapie vorübergehend bis zu 12 Tabletten tgl. zwischen den Mahlzeiten unzerkaut mit reichlich Flüssigkeit einnehmen.

PHÖNIX Hydrargyrum spag. von PHÖNIX LABORATORIUM
1 Mischung enthält: 8 ml Arnica e floribus Glückselig Dil. D2, 18 ml Bolus alba Ø spag. Glückselig, 18 ml Cuprum sulfuricum Dil. D4, 23 ml Hydrargyrum bichloratum spag. Glückselig Dil. D6, 18 ml Stibium sulfuratum nigrum Dil. D8
Dosierung: Erwachsene nehmen 3- bis 4-mal tgl. 20 Tropfen in etwas Flüssigkeit.

PHÖNIX Stellaria spag. von PHÖNIX LABORATORIUM
1 Mischung enthält: 5 ml Acidum arsenicosum spag. Glückselig Dil. D4, 7 ml Arnica e floribus Glückselig Dil. D2, 3 ml Aurum chloratum Dil. D5, 10 ml Bolus alba Ø spag. Glückselig, 2 ml Citrullus colocynthis e fructibus sicc. Glückselig Dil. D4, 10 ml Cuprum sulfuricum Dil. D4, 3 ml Digitalis purpurea Glückselig Dil. D4, 8 ml Hydrargyrum bichloratum spag. Glückselig Dil. D6, 2 ml Plumbum aceticum spag. Glückselig Dil. D4, 3 ml Raphanus sativus var. niger Ø Glückselig, 5 ml Solidago virgaurea ex herba Ø Glückselig, 5 ml Stellaria media ex herba Ø Glückselig, 11 ml Stibium sulfuratum nigrum Dil. D8, 6 ml Tartarus depuratus Ø spag. Glückselig, 1 ml Urginea maritima sicc. spag. Glückselig Dil. D4
Dosierung: Erwachsene nehmen 4- bis 5-mal tgl. 20 bis 30 Tropfen in etwas Flüssigkeit.

Phytodolor® Tinktur von Steigerwald
100 ml enthalten: Frischpflanzenauszüge aus Zitterpappelrinde und -blättern (ca. 4,5:1) 60 ml, Echtem Goldrutenkraut (ca. 4,8:1) 20 ml, Eschenrinde (ca. 4,5:1) 20 ml

Anwendung: Akute und subakute rheumatische Erkrankungen (z. B. Lumbago, Ischialgien), Neuralgien
Dosierung: 3- bis 4-mal tgl. 20-30 Tropfen, bei starken Schmerzen mehrmals tgl. 40 Tropfen in etwas Flüssigkeit

Poikiven® Tropfen von Lomapharm
10 g (= 10,87 ml) enthalten: Aesculus hippocastanum D1 2,429 g, Arnica montana Ø 0,454 g, Silybum marianum D1 1,008 g, Hamamelis virginiana D1 1,939 g, Lachesis mutus D6 1,334 g, Lycopodium clavatum D4 0,901 g, Melilotus officinalis D3 1,935 g
Anwendung: Beschwerden bei Krampfaderleiden
Dosierung: 1- bis 3-mal tgl. 5 Tropfen der Mischung einnehmen.

Pulmosan® Mischung flüssiger Verdünnungen zum Einnehmen von Steierl
10 g enthalten: Atropa belladonna D4 2,5 g, Cephaelis ipecacuanha D4 2,5 g, Cuprum aceticum D4 2,5 g, Drosera D4 2,5 g
Anwendung: Besserung der Beschwerden bei krampfartigem Husten
Dosierung: Bei akuten Zuständen Erwachsene 10-20 Tropfen, alle halbe bis ganze Stunde mit Flüssigkeit einnehmen. Bei chronischen Verlaufsformen Erwachsene 3-mal tgl. 20 Tropfen vor den Mahlzeiten mit Flüssigkeit einnehmen.

Rapako® comp Nasentropfen zum Einsprühen in die Nase von TRUW
10 g enthalten: Chamomilla recutita Ø 7 mg, Hydrastis canadensis D4 70 mg, Teucrium marum D3 70 mg, Thuja occidentalis Ø 7 mg
Anwendung: Schnupfen
Dosierung: Akute Zustände: alle halbe bis ganze Stunde, höchstens 12-mal tgl., je 1 Sprühstoß in jedes Nasenloch; bei länger dauernden Verlaufsformen 1- bis 3-mal tgl. 1 Sprühstoß in jedes Nasenloch. Die Anwendung bei akuten Zuständen sollte nicht länger als einige Tage (max. 1 Woche) erfolgen.

Remifemin® plus Filmtabletten von Schaper & Brümmer
1 Filmtablette enthält: Extr. Herba Hyperici sicc. (stand.: 0,25 mg Gesamthypericin), Extr. Rhiz. Cimicifugae sicc.
Anwendung: Klimakterische Beschwerden wie Hitzewallungen, Schweißausbrüche, depressive Verstimmungszustände und psychovegetative Störungen wie Niedergeschlagenheit, innere Anspannung, Reizbarkeit, Konzentrations-

schwäche, Schlaflosigkeit, Angst u./od. nervöse Unruhe; prämenstruelle psychovegetative Beschwerden
Dosierung: 2-mal tgl. 1 Filmtablette, bei Bedarf 2-mal tgl. 2 Filmtabletten unzerkaut mit Flüssigkeit einnehmen.

Reparil® 40 Madaus magensaftresistente Dragees von Madaus
1 Dragee enthält: Aescin 40 mg
Anwendung: Schwellungen nach OP od. Sportverletzungen, Hämorrhoiden
Dosierung: Anfangs 3-mal tgl. 1 Dragee, als Erhaltungsdosis und in leichteren Fällen 2-mal tgl. 1 Dragee nach den Mahlzeiten

Reparil®-Gel N von Madaus
100 g enthalten: Aescin 1 g, Diethylamin-Salicylat 5 g
Anwendung: Prellungen, Quetschungen, Verstauchungen, Hämatome, Tendovaginitiden. Schmerzsyndrome der Wirbelsäule. Oberflächliche Venenentzündungen; Krampfadern; zur Venenpflege nach Inj. bzw. Inf.
Dosierung: Ein- bis mehrmals tgl. auf die Haut über dem erkrankten Bereich auftragen und verteilen.

Retterspitz spezial Mund- und Gurgelwasser von Retterspitz
Anwendung: Zur desinfizierenden Spülung und Pflege der Mundhöhle
Dosierung: Täglich zweimal zur Vorbeugung gurgeln; dazu zwei Spritzer in ein Glas Wasser geben.

Rheuma Echtroplex® Flüssige Verdünnung zur Injektion von Weber & Weber
1 Ampulle (2 ml) enthält: Acidum silicicum Dil. D8 aquos 0,02 ml, Bryonia Dil. D3 0,02 ml, Gnaphalium polycephalum Dil. D2 0,02 ml, Ledum palustre Dil. D3 0,02 ml, Toxicodendron quercifolium Dil. D4 0,02 ml, Viscum album Dil. D4 0,02 ml
Anwendung: Rheumatismus
Dosierung: Parenteral 1-mal tgl. je 1-2 ml s.c. oder i.m. injizieren.

Rheumaselect Tropfen von Dreluso
100 g enthalten: Rhus tox. D4 20 g, Bryonia D4 20 g, Nux vomica D4 20 g, Berberis D4 20 g, Ledum D4 20 g
Anwendung: Akuter und chronischer Rheumatismus (Weichteil- und Gelenk-

rheuma, aktivierte Arthrosen); rheumatische Schmerzen; Gicht
Dosierung: 3- bis 4-mal tgl. 10-20 Tropfen unverdünnt oder in etwas Wasser vor den Mahlzeiten

Roth's RKT® classic Tropfen von Infirmarius-Rovit
100 ml enthalten: Ammonium bromatum Dil. D4 5,0 ml, Arnica montana Dil. D3 5,0 ml, Bellis perennis Dil. D2 2,5 ml, Calcium phosphoricum Dil. D8 5,0 ml, Causticum Hahnemanni Dil. D4 7,5 ml, Dactylopius coccus Dil. D4 7,5 ml, Drosera Dil. D2 7,5 ml, Farfara Ø 12,5 ml, Hepar sulfuris Dil. D8 5,0 ml, Hyoscyamus niger Dil. D4 5,0 ml, Hypericum perforatum Dil. D2 5,0 ml, Kalium stibyltartaricum Dil. D4 5,0 ml, Lobelia inflata Dil. D4 5,0 ml, Melissa officinalis Ø 5,0 ml, Oenanthe aquatica Ø 7,5 ml, Primula veris Dil. D4 5,0 ml, Spongia Dil. D5 5,0 ml
Dosierung: 1- bis 3-mal tgl. 5 bis 10 Tropfen

RUFEBRAN® neuro Flüssige Verdünnung zur Injektion von Staufen-Pharma
1 Ampulle (1 ml) enthält: Aconitinum D8 0,333 ml, Formica rufa D6 0,333 ml, Magnesium phosphoricum D10 0,333 ml
Anwendung: Nervenschmerzen, bes. des Gesichts
Dosierung: Akute Zustände: Parenteral 1-2 ml Injektionslösung bis zu 3-mal tgl. s.c. Chronische Verlaufsformen: Parenteral 1-2 ml Injektionslösung pro Tag s.c.

Salviathymol® N Flüssigkeit von Madaus
1 g enthält: Salbeiöl 2 mg, Eucalyptusöl 2 mg, Pfefferminzöl 23 mg, Zimtöl 2 mg, Nelkenöl 5 mg, Fenchelöl 10 mg, Anisöl 5 mg, Levomenthol 20 mg, Thymol 1 mg
Anwendung: Traditionell angewendet bei leichten Entzündungen des Zahnfleisches und der Mundschleimhaut
Dosierung: Erwachsene und Kinder über 12 Jahren: Bis zu 3-mal tgl. 20 Tropfen (entspr. 1 g) in einem Glas Wasser. Zum Mundspülen und Gurgeln 20 Tropfen in einem Glas lauwarmes Wasser (ca. 100 ml). Als Zusatz in Mundduschegeräten für die tgl. Mundhygiene einige Tropfen oder mehr in den vorher mit Wasser gefüllten Behälter des Gerätes geben.

Schwörosin® A flüssige Verdünnung zur Injektion von Pharma Schwörer
1 Ampulle enthält: Pulsatilla D4 0,01 g, Euphorbium D12 0,01 g, Hydrargyrum biiodatum D6 0,01 g, Apisinum D12 0,01 g, Hepar sulfuris D12 0,01 g
Anwendung: Entzündungen der oberen Atemwege
Dosierung: Zu Beginn der Behandlung 2-mal wöchentlich 1 Ampulle s.c., i.m. oder langsam i.v., kurmäßig etwa 10 Ampullen.

Solidagoren® N Tropfen von Klein
100 ml (= 95 g) enthalten: 79 ml Auszug (0,5:1) aus: Goldrutenkraut 25 g, Gänsefingerkraut 8,5 g, Schachtelhalmkraut 6 g
Anwendung: Zur Durchspülung bei entzündlichen Erkrankungen der ableitenden Harnwege, Harnsteinen und Nierengrieß; zur vorbeugenden Behandlung bei Harnsteinen und Nierengrieß
Dosierung: 3-mal tgl. 20-30 Tropfen in Flüssigkeit

Spascupreel Flüssige Verdünnung zur Injektion von Heel
1 Ampulle (1,1 ml) enthält: Colocynthis D4, Ammonium bromatum D4, Atropinum sulfuricum D6, Veratrum D6, Gelsemium D6 aa 1,1 µl, Agaricus D4, Chamomilla D3, Cuprum sulfuricum D6 aa 0,55 µl, Aconitum D6 2,2 µl, Magnesium phosphoricum D6 aquos 1,1 µl, Passiflora incarnata D2 0,55 µl
Anwendung: Spasmen glattmuskulärer Hohlorgane (Magen, Darm, Gallenblase, Uterus, ableitende Harnwege), Spastizität der quergestreiften Muskulatur (Myogelosen, muskuläre Hartspann)
Dosierung: Bei akuten Beschwerden mehrmals tgl., sonst 1- bis 3-mal wöchentlich 1 Ampulle i.m., s.c., i.c., i.v. injizieren.

Steirocall® N Lösung zum Einnehmen von Steierl
100 ml enthalten: Acidum silicicum Dil. D12 14ml, Calcium carbonicum Hahnemanni Dil. D12 14ml, Calcium phosphoricum Dil. D12 14ml, Equisetum arvense Dil. D6 10ml, Ilex aquifolium Dil. D6 10ml, Symphytum Dil. D6 10ml, Alchemilla vulgaris Dil. D6 6ml
Anwendung: Arthrosen aller Gelenke, Bandscheibenschäden, schlechte Kallusbildung, Osteoporose, degenerative Prozesse im Bereich der Wirbelsäule wie Osteochondrosen, Spondylochondrosen, Spondylarthrosen
Dosierung: Erwachsene: 3-mal tgl. je nach Schwere der Krankheit 30-50 Tropfen vor den Mahlzeiten mit Flüssigkeit.

Steiroplex® Injekt Injektionslösung von Steierl
1 Ampulle (2 ml) enthält: Acidum silicicum D12 0,5 g, Calcium carbonicum Hahnemanni D12 0,5 g, Calcium phosphoricum D12 0,5 g, Symphytum D8 0,5 g
Anwendung: Unterstützung der Behandlung von Knochenerkrankungen bei Kalkstoffwechselstörungen
Dosierung: Tgl. 2 ml Injektionslösung s.c., i.m. oder i.v.

Synovia 2000® Konzentrat von Agentur Pro Natur
13 Vitamine, 10 Mineralstoffe und Spurenelemente, 18 lebenswichtige Aminosäuren, Vitamin-E-Komplexe
Anwendung: Nahrungsergänzung zur Vorbeugung von Vitalstoffdefiziten
Dosierung: Tgl. 2 TL im Mund einspeicheln oder in Wasser, Tee, Fruchtsaft oder Milchgetränke einrühren und trinken.

Trauma RÖD 302 Physiko-Balsam W von Tonia
100 g Salbe enthalten: 4 g Methylium salicylicum, 4 g Extr. Capsici aether., 5 g Oleum Terebinthinae
Anwendung: Folgezustände von Verletzungen und Rheuma, zur Förderung der Durchblutung und Lockerung der Muskulatur
Dosierung: 2- bis 3- mal tgl. auftragen, für Teilmassagen, Salbenverbände oder Einreibungen

traumanase® magensaftresistente Tabletten von Cassella-med
1 Tablette enthält: Bromelain 40 mg
Anwendung: Akute Schwellungszustände nach Operationen u. Verletzungen, insbes. der Nase u. Nebenhöhlen
Dosierung: Erwachsene und Kinder über 12 Jahre 2- bis 3-mal tgl. 2 Tabletten unzerkaut vor den Mahlzeiten

Traumaplant® Salbe von Harras-Curarina
100 g enthalten: Konzentrat Herbae Symphyti recentis (2,5:1) 10 g
Weit. Bestandteile: Glycerolmono/di(palmitat,stearat), Macrogol-20-glycerolmonostearat, Octyldodecanol, Isopropylmyristat, Propylenglycol, Dimeticon, gereinigtes Wasser, ätherisches Rosmarinöl, Citronensäure, α-Tocopherolacetat, Konservans: Sorbinsäure, Hydroxyethylsalicylat.
Anwendung: Prellungen und Verstauchungen (bei Sport- und Unfallverletzungen), Muskel- und Gelenkschmerzen. Schlecht heilende Wunden.

Dosierung: Ein- od. mehrmals tgl. auf die Haut über dem erkrankten Gewebe auftragen; für den Salbenverband besonders geeignet.

Traumeel® S Injektionslösung von Heel
2,2 ml enthalten: Arnica D2 2,2 µl, Calendula D2 2,2 µl, Chamomilla D3 2,2 µl, Symphytum D6 2,2 µl, Millefolium D3 2,2 µl, Belladonna D2 2,2 µl, Aconitum D2 1,32 µl, Bellis perennis D2 1,1 µl, Hypericum D2 0,66 µl, Echinacea ang. D2 0,55 µl, Echinacea purp. D2 0,55 µl, Hamamelis D1 0,22 µl, Mercurius solub. Hahnem. D6 1,1 mg, Hepar sulfuris D6 2,2 µl

Traumeel® S Tropfen von Heel
100 g enthalten: Arnica D2 5 g, Calendula D2 5 g, Chamomilla D3 8 g, Symphytum D8 8 g, Millefolium D3 5 g, Belladonna D4 25 g, Aconitum D3 10 g, Bellis perennis D2 2 g, Hypericum D2 1 g, Echinacea ang. D2 2 g, Echinacea purp. D2 2 g, Hamamelis D2 5 g, Mercurius solub. Hahnem. D8 10 g, Hepar sulfuris D8 10 g

Anwendung (beide): Verletzungen wie Verstauchungen und Verrenkungen, Prellungen, Blut- und Gelenkergüsse, entzündliche und mit Entzündungen verbundene degenerative Prozesse am Stütz- u. Bewegungsapparat (z. B. Sehnenscheiden-, Schleimbeutelentzündungen, Tennisarm), Arthrosen der Hüft-, Knie- u. kleinen Gelenke. Injektionslösung zusätzlich: Knochenbrüche, postoperative und posttraumatische Ödeme und Weichteilschwellungen. Commotio cerebri acuta.

Dosierung: Tabletten: 3-mal tgl. 1 Tablette im Mund zergehen lassen
Tropfen: 3-mal tgl. 10 Tropfen Bei Weichteilschwellungen 3-mal tgl. 30 Tropfen
Ampullen: Bei akuten Beschwerden tgl., sonst 1- bis 3-mal wöchentlich 1 - 2 Ampullen i.m., s.c., i.c. (evtl. Quaddelung), i.v., i.art. bzw. p.art.

Traumeel® S Salbe von Heel
100 g enthalten: Arnica D3 1,5 g, Calendula Ø 0,45 g, Hamamelis Ø 0,45 g, Echinacea ang. Ø 0,15 g, Echinacea purp. Ø 0,15 g, Chamomilla Ø 0,15 g, Symphytum D4 0,1 g, Bellis perennis Ø 0,1 g, Hypericum D6 0,09 g, Millefolium Ø 0,09 g, Aconitum D1 0,05 g, Belladonna D1 0,05 g, Mercurius solub. Hahnem. D6 0,04 g, Hepar sulfuris D6 0,025 g

Anwendung: Verletzungen wie Verstauchungen und Verrenkungen, Prellungen, Blut- u. Gelenkergüsse, entzündliche und mit Entzündungen verbundene degenerative Prozesse am Stütz- und Bewegungsapparat (z. B. Sehnenscheiden-, Schleimbeutelentzündungen, Tennisarm), Arthrosen der Hüft-,

Knie- und kleinen Gelenke
Dosierung: Morgens und abends, bei Bedarf auch öfters auf die betroffenen Stellen (auch auf Schürfwunden) auftragen, ggf. auch Salbenverband.

veno-loges® N Injektionslösung von Loges
1 Ampulle (2 ml) enthält: Aesculus D3 0,333 ml, Arnica D3 0,333 ml, Melilotus off. D6 0,333 ml, Lachesis D10 0,333 ml, Carduus marianus D6 0,333 ml
Anwendung: Beschwerden bei Krampfaderleiden
Dosierung: 3-mal wöchentlich je 1 Ampulle s.c., i.m., i.v.

Vitamin C 500/-1000 Filmtabletten von Wörwag
1 Filmtablette enthält: Ascorbinsäure (Vit. C) 500 mg/1000 mg
Anwendung: Prophylaxe und Therapie von Vitamin-C-Mangel, wenn die ausreichende Zufuhr durch Ernährung nicht gesichert ist.
Dosierung: 1- bis 2-mal tgl. 1 Tablette C 500 bzw. 1-mal tgl. 0,5-1 Tablette C 1000 mit etwas Flüssigkeit einnehmen.

Wobenzym® N magensaftresistente Tabletten von Mucos
1 Tablette enthält: Enzyme aus Pankreas, Ananas comosus, Carica papaya 230 mg, Rutosid 3H2O 50 mg
Anwendung: Thrombophlebitis, Entzündungen
Dosierung: Mind. 3-mal tgl. 2 Tabletten. In schweren Fällen bis 30 Tabletten oder auch mehr. Die Einnahme soll 1-0,5 Std. vor den Mahlzeiten erfolgen.

Zeel® comp. N Flüssige Verdünnung zur Injektion von Heel
1 Ampulle zu 2 ml (= 2 g) enthält: Toxicodendron quercifolium D 4 10 mg, Arnica montana D4 2 mg, Solanum dulcamara D4 1 mg, Sanguinaria canadensis D 4 1 mg, Sulfur D10 3 mg
Anwendung: Rheumatische Gelenkbeschwerden
Dosierung: 2-mal wöchentlich 1 Amp. s.c. (einschl. p.art.), i.m., i.c., i.v. injizieren.

Zeel® comp. N Salbe von Heel
100 g enthalten: Toxicodendron quercifol. D2 0,27 g, Arnica mont. D2 0,3 g, Solanum dulcamara D2 0,075 g, Sanguinaria canad. D2 0,225 g, Sulfur D6 0,27 g
Dosierung: Morgens und abends auf die betroffenen Stellen auftragen, z. B. im Bereich des Kniegelenkes einen 4-5 cm langen Salbenstrang einmassieren.

Adressen

Ärztliche Gesellschaft für Ozon-Anwendung in Prävention und Therapie e.V. · Sekretariat: Nordring 8,D-76473 Iffezheim · Telefon: +49-7229-304625 Fax: +49-7229-304630 · www.ozongesellschaft.de , info@ozongesellschaft.de

Aircast-Produkte: DJO Deutschland GmbH, Kulmbacher Str. 51, D-95512 Neudrossenfeld · Telefon: +49-9203-9735-0 · Fax: +49-9203-9735-29 www.djortho.de

Arbeitsgemeinschaft Chiropraktik, Osteopathie und Neuraltherapie e.V. (ACON e.V.) · Wittelsbacher Str. 27 · 10707 Berlin · Telefon: 030/85 9992 25 info@acon-ev.de, www.acon-ev.de

Beckenring SI-LOC: PURE SPORTS GMBH · Zum Wolfhagen 9 · D-34537 Bad Wildungen · Telefon: +49 (0) 56 21/96 15 61 · Fax: +49 (0) 56 21/96 15 6, www.pure-sports.de

Dr. J. Hänsler GmbH, Nordring 8, D-76473 Iffezheim
Telefon: +49 7229 3046-0, Fax: +49 7229 3046-30
www.ozonosan.de, info@ozonosan.de

HPGO3: Heilpraktikergesellschaft für Ozontherapie e.V. · Am Stadtgarten 2 45883 Gelsenkirchen · Telefon: (02 09) 4 21 58 · Fax: (02 09) 4 25 46 Siegfried.Kaemper@t-online.de

Liquid Ice: F&M sales support, Liquid Ice Schweiz · Andhauserstrasse 64 CH-8572 Berg · Telefon: +41 (0)71 620 20 66 · Fax: +41 (0)71 636 25 43 www.fmsales.ch

Literaturverzeichnis

Ackermann, Wilhelm: Die gezielte Diagnose und Technik der Chiropraktik, USP Publishing, 2006
Broy, Joachim: Repertorium der Irisdiagnose, Foitzick Verlag, München 2003
Broy, Joachim: Die Konstitution, Foitzick Verlag, München 1992
Dosch, Peter: Lehrbuch der Neuraltherapie nach Huneke, Haug Verlag 1995
Frisch, Herbert: Programmierte Therapie am Bewegungsapparat. Chirotherapie, Osteopathie, Physiotherapie, Springer Verlag 2002
Geiger, Ludwig: Ausdauertraining, Copress Verlag, München 2001
Geiger, Ludwig: Gesundheitstraining, blv, München 2003
Heine, Hartmut: Lehrbuch der biologischen Medizin, 3. Aufl., Hippokrates, Stuttgart 2007
Hemm, Werner; Mair, Stefan: Praktische Biochemie nach Dr. Schüßler, Foitzick Verlag, München 2003
Hirte, Martin: Impfen – Pro & Contra, Knaur MensSana, München 2001
Koch, Helmuth; Steinhauser, Hildegard: Die Dorn-Therapie – Grundlagen und praktische Durchführung, Foitzick Verlag, München 2004
Krebs, Harald: Eigenbluttherapie, Urban & Fischer, München 1999
Rau, Thomas: Die Infektanfälligkeit – Ursachen und Therapie, SANUM Post Nr. 39/1997, S. 2 - 5
Rimpler, Manfred; Bräuer, Hans: Matrixtherapie, Günter Albert Ulmer Verlag, Tuningen 2004
Rudolph-Siener-Stiftung: NPSO – Neue Punktuelle Schmerz- und Organtherapie, Foitzick Verlag, Augsburg 2006
Schulze, L.; Sonnenborn, U.; Schulze, J.; Schiemann, M.: Darmflora und chronisch entzündliche Darmerkrankungen, Alfred-Nissle-Gesellschaft e. V., Hagen 2006
Schulze, L.; Sonnenborn, U.; Schulze, J.: Darmflora und Reizdarmsyndrom, Alfred-Nissle-Gesellschaft e. V., Hagen 2003
Typaldos, Stephen: Orthopathische Medizin, Verlag für Ganzheitliche Medizin, Kötzting 1999
Viebahn-Hänsler; Knoch: Ozon-Handbuch, Grundlagen, Prävention, Therapie, Loseblattwerk, Verlag ecomed
Viebahn-Hänsler, Renate: OZON-SAUERSTOFF-THERAPIE, praxis compact, Haug-Verlag 1999

Abbildungsnachweis

Illustrationen von Michelle Beckmann, München; © Foitzick Verlag GmbH, Augsburg · Fotos von Isolde Wagner, München; © Foitzick Verlag GmbH, Augsburg · Außer folgende Fotos: S.74, SI-Loc: PURE SPORTS GMBH, Bad Wildungen und S.49, Aircast A 60: DJO Deutschland GmbH, Neudrossenfeld Kapiteleingangsbilder auf der Grundlage von Fotos von Joachim Maislinger, A – 5071 Wals

Register

Achillessehne
   Abriss 126
   Entzündung 128
   Teilruptur 134
Achilloped-Schuh 134
Aircast-Schiene 42
Akromioklavikulargelenk 105
Aquajogging 122
Asthma bronchiale 169
Atemmuskulatur 163
Atlas-Axis-Gelenkverbindung 78
Bandscheibenvorfall 82
Bewegungs-Naturell 151
Bizepssehne 106
Bone-bruise 58
Bronchitis 164
Brustwirbelsäule 79
Coxarthrose 69
   Totalendoprothese 71
Darmflora 152
Darmaufbau 153
Daumengelenkverletzung 94
Eigenbluttherapie 213
   Kontraindikationen 215
   Nebenwirkungen 216
Ellbogen 84
Empfindungs-Naturell 151
Epicondylitis 84
Epstein-Barr-Virus 157
Ernährungs-Naturell 151
Faszien 29
Fersensporn 122
Fersenkeil 125
Fibrosen 34
   Iliosakralgelenk 80
Fossa jugularis
   Injektion an 166
Frakturen 32
   Implantate 33
   Kallusbildung 33
   Knöchel 39
   Wadenbein 39
Gehaltene Aufnahme 41
Golferellbogen 84
Grundlagenausdauer 200
Grundsubstanz 208

Halswirbelsäule 78
   zervikothorakaler Übergang 78
Handgelenk 92
   Funktionstests 92
   Quarkumschläge 93
   Sehnenscheidenentzündung 93
Höhentraining 201
Hüftgelenk 63
   Adduktorenverletzungen 64
   arthromuskuläre Störungen 63
   degenerative Beschwerden 69
Iliosakralgelenk 80
Immunsystem 147
   Darmflora 152
   Training 149
Impfung 159
Infektanfälligkeit 150
   Konstitution 151
   Therapie 153
Inhalation 168
Injektionen 19
   Ozon 22
   schmerzhafte Reaktionen 21
Insertionstendopathie, am Tuber ischiadicum 135
Jugendliche Sportler 173
   Fehlstellung der Wirbelsäule 179
   hormonelle Dysregulation 177
   Muskelaufbautraining 176
   Orthopädische Einlagen 176
Kalknase 122
Kniegelenk 51
   Arthrose 60
   Bandverletzungen 59
   Innenbandriss 59
   Knorpelaufbau 57
   Prothese 61
   Therapie 55
Knöchelfraktur 39
Knochendichtemessung 117
Konstitutionstypen 151

Kraftausdauer 200
Kreuzbandriss 59
Leiste, Schmerzausstrahlung 67
Lendenwirbelsäule 80
Lidocain 19
Liquid Ice Emergency kit 41
Makrophagen 208
Mandelpole, Injektion an 156, 158
Manuelle Therapie 23
Matrix, extrazelluläre 207
Morbus Osgood-Schlatter 177
Morbus Sudeck 121
Morton-Neuralgie 144
Mover 101
Muskelaufbautraining
   jugendliche Sportler 176
Muskelfasern 201
Muskelkater 193
Myofasziale Adhäsionen 29
Nahrungsergänzung 205
Nasentropfen 168
Neuropathien der Beine 143
Nordic Walking 194
Osteoporose 117
Ozoninjektionen 22
Pfeiffer-Drüsenfieber 157
Piriformis-Syndrom 63
Plantaraponeurose 123
Procain 19
Radikale, freie 208
Radsport 195
Rotlichtbestrahlung 168
Ruhepuls 150
Schnellkraft 200
Schultereckgelenk, Läsion des 105
Schultergelenk, Luxation des 109
Schultergürtel 100
   Anatomie / Physiologie 100
   Außenrotation 101
   knöcherne Verletzungen 103
   Muskelfunktionstests 102

Operationen 114
Schleimbeutelentzündung 110
Verriegelte Stellung 102
Sehnenscheidenentzündung 93
Seniorensport 196
Sinubronchitis 164
Sinusitis 165
Sportverletzungen
Erstversorgung 225
Sprunggelenk
Supinationstrauma 176
Sprunggelenksverletzungen 39
Orthopädische Schiene 42
Sofortmaßnahme 41
Druckverband 46
Stabilizer 100
Stoßwellentherapie 142
Stretching 186
Supinationstrauma 43
Syndesmose, Verletzung der 39
Tendinosen 142
Tennisellbogen 84
Thompsen-Kneiftest 128

Tinel-Hoffmann-Zeichen 143
Tonsillen 155
Training, mehrkreisiges 200
Cool down 186
Körperwahrnehmung 202
Psyche 199
Risikogruppen 197
Stretching 186
Trinken 186
Tuber ischiadicum
Insertionstendopathie 135
Tuberculum majus humeri
Kalkablagerungen 111
knöcherner Ausriss 104
Wachstumsschübe 176
Wettkampfatmung 163
Wirbelsäule 75
Bandscheibenoperation 82
Brustwirbelsäule 79
Halswirbelsäule 78
Lendenwirbelsäule 80
Verletzungen 81
zervikothorakaler Übergang 78

Der Autor

Volker Müller, Heilpraktiker, seit 40 Jahren Praxis in Bayrischzell, seit 10 Jahren Gemeinschaftspraxis mit Florian Müller
Therapieschwerpunkte: Manuelle Medizin, Phytotherapie, Neuraltherapie, Sportlerrehabilitation

Mannschaftsmitglied bei fünf Olympischen Spielen als alternativmedizinischer Betreuer. Olympiasieger und Weltmeister verschiedenster Sportarten aus dem In- und Ausland zählen zu seinen Patienten.
Seit Jahrzehnten Ausbildungs- und Vortragstätigkeit. Mitglied der Internationalen Akademie für Naturheilkunde in St. Moritz.